DES

TUMEURS INCLUSES

DANS LES

LIGAMENTS LARGES

PAR

Le Dr Charles LASSALLE

Interne des Hôpitaux de Montpellier (Concours 1887)

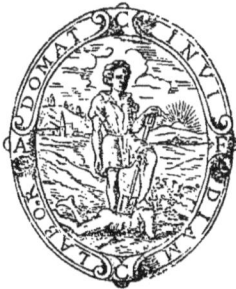

MONTPELLIER

CAMILLE COULET, LIBRAIRE-ÉDITEUR

LIBRAIRE DE L'UNIVERSITÉ

GRAND'RUE, 5.

PARIS

G. MASSON, ÉDITEUR

LIBRAIRIE DE L'ACADÉMIE DE MÉDECINE.

120, Boulevard Saint-Germain, 120

1891

DES

TUMEURS INCLUSES

DANS

LE. LIGAMENT LARGE

INTRODUCTION

« L'inclusion dans le ligament large est la plus grosse question de la chirurgie abdominale. » Cette phrase, empruntée à Terrillon, montre bien toute l'importance du sujet que nous allons étudier.

Parmi les auteurs dont nous avons parcouru les travaux, les uns examinent un côté spécial de l'histoire des tumeurs incluses, en particulier le traitement ; les autres font une description complète, mais ils ont seulement en vue une seule classe des tumeurs incluses, les kystes de l'ovaire, par exemple.

Nous ne nous dissimulons pas que le traitement représente le point capital, auquel du reste nous avons consacré les plus grands développements. Mais l'anatomie pathologique, indispensable à connaître dans ses moindres détails, si l'on veut établir une thérapeutique rationnelle, fournit matière à des considérations intéressantes. — Nous en dirons autant des symptômes et du pronostic, à propos desquels le chirurgien se trouve en présence de problèmes quelquefois très délicats à résoudre, et toujours attrayants, au point de vue clinique.

Enfin à côté des tumeurs liquides, représentées par les kystes, il existe tout un groupe de tumeurs incluses solides, dont les observations se sont multipliées dans ces dernières années, et qui devaient, dans une description générale, forcément fixer notre attention.

Le sujet ainsi compris est très vaste et, partant, très difficile à traiter d'une façon complète. Aussi nous sommes-nous efforcé de marquer surtout les grandes lignes, en évitant autant que possible de nous perdre dans les détails.

— En nous permettant de publier les faits recueillis, soit dans son service, soit dans sa clientèle privée, M. le professeur Tédenat nous a donné une nouvelle preuve de sa sympathie : nous saisissons l'occasion qui nous est offerte pour l'en remercier

1

publiquement ; ne pas reconnaître les bontés que notre Maître a eues pour nous, pendant ces cinq dernières années de nos études, serait de l'ingratitude, et l'ingratitude n'est pas notre défaut.

— Notre travail se divise en sept chapitres :

Le chapitre Ier comprend la définition de l'inclusion et l'énumération des différentes variétés de tumeurs incluses ;

Le chapitre II contient un historique très court, mais qui nous paraît suffisant ;

Le chapitre III (Anatomie path.) se subdivise en deux paragraphes : tout d'abord nous rappelons quelques notions succinctes au sujet de la structure et de l'origine des tumeurs incluses les plus importantes ; — nous décrivons ensuite les désordres anatomiques provoqués par les tumeurs incluses en général ;

Dans le chapitre IV, nous avons réuni les symptômes et le diagnostic : après avoir surtout insisté sur les signes qui permettent au chirurgien de pouvoir affirmer, le plus souvent, qu'il a affaire à une tumeur incluse, nous passons rapidement sur les affections que l'on peut confondre avec les tumeurs incluses, et sur le diagnostic différentiel des diverses variétés ;

Le chapitre V est relatif au pronostic ;

Le chapitre VI contient l'étude du traitement : nous avons examiné successivement la conduite à tenir lorsqu'il s'agit : 1° de tumeurs liquides ; — 2° de tumeurs solides. — Enfin, comme appendice, nous avons rapidement signalé les complications qui peuvent se rencontrer au cours de l'extirpation et les moyens d'y remédier.

— Les observations suivent immédiatement la description de la technique opératoire et l'appréciation des différentes méthodes : nous aurions pu les donner plus nombreuses, nous avons voulu simplement signaler les plus démonstratives au point de vue des résultats de l'intervention : celles que nous rapportons nous ont paru suffisantes pour atteindre ce but.

Le chapitre VII comprend les conclusions.

TUMEURS INCLUSES

LE LIGAMENT LARGE

~~~~~~~~~~~~

CHAPITRE PREMIER

Définition de l'inclusion. — Variétés des tumeurs incluses.

Au début de cette étude, il est indispensable, pour la clarté du sujet, que nous donnions une idée aussi exacte que possible de ce que l'on doit entendre par *inclusion d'une tumeur dans les ligaments larges*. — Pour ce premier point, et surtout pour bien faire comprendre les nombreuses variétés de tumeurs incluses, quelques mots d'anatomie sont nécessaires : nous nous bornerons à signaler les détails qui nous paraissent essentiels.

Les *ligaments larges* sont constitués par deux replis péritonéaux verticaux, situés de chaque côté de l'utérus et divisant la cavité pelvienne en deux portions : l'une antérieure, l'autre postérieure. Ils présentent donc une face antérieure (ou vésicale), — une face postérieure (ou rectale), — un bord supérieur, — un bord inférieur, — un bord interne, — un bord externe. — Le bord interne offre une certaine largeur : en effet, à ce niveau, les deux feuillets du péritoine, qui viennent de former le cul-de-sac vésico-utérin et le cul-de-sac recto-vaginal, sont séparés par toute

l'épaisseur de l'utérus : ce sont ces deux feuillets qui, en s'avan-
çant vers le côté externe de l'excavation, forment la charpente
du ligament large ; mais, à mesure que ces feuillets s'éloignent
de l'utérus, ils se rapprochent l'un de l'autre, au point d'arriver
presque au contact au niveau du bord externe du ligament large.

— Nous pouvons conclure de cette disposition : les feuillets
péritonéaux limitent une véritable *cavité* qui offre à l'étude *un
contenant* et un *contenu*.

— Le *contenant* (c'est-à-dire les parois) comprend : 1° une
séreuse représentée par les replis dont nous venons de décrire le
trajet ; — 2° immédiatement appliquée contre cette séreuse, en
avant et en arrière, par conséquent, une couche de fibres musculaires lisses, bien décrites par Rouget, et venant de l'utérus.

— Le *contenu* nous intéresse plus spécialement. On y dis-
tingue : 1° des parties que l'on retrouve chez l'adulte; — 2° des
restes d'organes embryonnaires;— 3° des vaisseaux et des nerfs;
— 4° du tissu cellulaire.

1° *Parties que l'on retrouve chez l'adulte :* —Ce sont : l'*ovaire*,
— *la trompe*, — le *ligament rond*. — Nous savons que ces
organes occupent chacun des trois ailerons dont se compose le
bord supérieur du ligament large; ajoutons que le hile de l'ovaire
regarde la cavité du ligament, c'est-à-dire est dirigé en bas et en
avant.

2° *Restes d'organes embryonnaires.* — Ils sont représentés par
l'organe de *Rosenmüller* et le *canal de Gärtner.*

— « *L'organe de Rosenmüller*, formé des débris des tubes glandulaires moyens du corps de Wolff, est situé dans l'aileron supérieur du ligament large, entre la partie externe et supérieure de
l'ovaire et le pavillon de la trompe de Fallope.— Il est constitué
par quinze ou vingt canalicules verticaux ou obliques qui mon-
tent vers la trompe et se jettent dans un canalicule commun,
horizontal, qui était probablement, dans le principe, un canal

excréteur secondaire du corps de Wolff. Ces tubes constituent un petit système clos de toutes parts » (Fort. — *Anatomie*).

— «Les canaux de Wolff peuvent se retrouver, avec le nom de *canaux de Gärtner*, sous la forme de deux longs conduits longeant les parois latérales du vagin, remontant le long de l'utérus et venant se terminer dans l'organe de Rosenmüller ou près de lui » (Gilis.— *Précis d'embryologie*, 1891, pag. 328).

3° Les *vaisseaux et les nerfs* forment les plexus utéro-ovariens longeant le bord supérieur du ligament large. — Signalons aussi près du bord inférieur, et quoiqu'il ne soit pas compris dans la cavité, le groupe utérin proprement dit, et l'anastomose des artères utérine et utéro-ovarienne sur les côtés de la matrice. — Les *lymphatiques* ont été décrits dans ces derniers temps (1890) d'une façon toute spéciale par Poirier : ils suivent du reste le trajet des artères et des veines.

4° Le *tissu cellulaire* lâche, lamelleux, remplit les vides laissés par les organes précédents ; il se continue avec le tissu cellulaire des parties voisines ; nous verrons les conséquences de cette disposition à propos de l'anatomie pathologique.

Nous sommes maintenant en mesure de nous entendre sur le mot *inclusion*. D'une manière générale, nous *appellerons tumeur incluse dans les ligaments larges toute tumeur occupant la cavité virtuelle de ces ligaments et ayant tendance à les dédoubler, c'est-à-dire à écarter l'une de l'autre les deux parois*. Il résulte de cette définition qu'une tumeur de ce genre sera recouverte, coiffée par les parois des ligaments larges, soit : 1° par la *séreuse* ; — 2° par les fibres musculaires lisses de Rouget. Cette constatation anatomique a une importance capitale ; elle domine toute l'histoire des tumeurs que nous avons à décrire.

— Il existe de très nombreuses variétés de tumeurs incluses. —Tout d'abord, une grande division s'impose: nous devons, en effet, distinguer :

1° Les tumeurs qui prennent naissance dans la cavité même des ligaments larges ;

2° Les tumeurs qui n'arrivent dans cette cavité que secondairement et qui proviennent d'organes voisins.

Le premier groupe comprend les tumeurs décrites dans tous les traités sous le nom de *tumeurs des ligaments larges.*

Le second groupe peut se décomposer : en effet ; *a)* les tumeurs tirent leur origine, soit de l'utérus, soit de l'ovaire, *b)* les productions secondaires contenues dans le ligament large sont infiltrées sous forme de noyaux ; c'est le cas des cancers de l'utérus, du rectum, de la vessie, de l'ovaire, à une certaine période de leur évolution; nous nous bornerons à mentionner ces noyaux néoplasiques auxquels le chirurgien ne doit pas toucher.

Il est nécessaire que nous donnions une indication plus précise sur toutes ces variétés. A cet effet, nous avons dressé le tableau suivant, sans nous dissimuler ce qu'il a d'artificiel au point de vue nosologique.

(Voir le Tableau ci-contre.)

— Le tableau qui précède renferme l'énumération à peu près totale des tumeurs incluses. Mais il s'en faut que celles-ci aient toutes la même importance : en effet, on ne saurait mettre en parallèle par exemple, les kystes de l'ovaire papillaires, qui ont tant de fois causé de véritables désastres opératoires, et les petits kystes résiduaux du corps de Rosenmüller, que l'on rencontre seulement à l'autopsie. — Pareille observation s'applique à la fréquence de ces néoplasmes : à côté de relations si nombreuses de fibromyomes utérins, combien compte-t-on de faits authentiques de fibromes de l'ovaire ou de lipomes des ligaments larges ? — C'est dire que nous ne saurions avoir la prétention d'étudier chaque tumeur en particulier : nous prendrons comme types de notre description les *fibromes* et les *kystes.* Du reste, les considérations auxquelles ils donnent lieu s'appliquent aux autres variétés.

Tumeurs incluses dans le ligament large.

		Kystes à grand développement	Kystes para-ovariens	hyalins. papillaires. dermoïdes.
I. — TUMEURS DES LIGAMENTS LARGES	Liquides		Kystes papillaires du canal de Gärtner décrits par Coblentz, rares. Kystes hydatiques.	
		Kystes à médiocre développement	Kystes résiduaux du corps de Rosenmüller. Microkystes du ligament large.	
	Solides	Corps fibreux ou fibromyomes. Epithéliomes. Sarcomes. Lipomes, très rares.		

II. — Tumeurs Provenant :	1° de l'utérus	FIBROMES UTÉRINS	Pédiculés. Sessiles.	
		Tumeurs fibrokystiques. — Kystosarcomes.		
	2° de l'ovaire	Tumeurs liquides ou kystes	Kystes à grand développement	Kystes proligères, papillaires et glandulaires. Kystes dermoïdes et mixtes.
			Kystes à médiocre développement	Kystes folliculaires, maladie kystique. Kystes du corps jaune.
		Tumeurs solides	Fibromes. Sarcomes. Epithéliomes ou carcinomes.	

III. — TUMEURS INFILTRÉES SOUS FORME DE NOYAUX. Cancers de l'utérus, du rectum, de la vessie, de l'ovaire.

CHAPITRE II

Historique.

La connaissance des particularités que présentent les tumeurs incluses dans le ligament large est de date relativement récente.

Évidemment, depuis que l'ovariotomie est passée dans la pratique, les chirurgiens ont rencontré des tumeurs abdominales à propos desquelles l'intervention était particulièrement délicate ; mais ils ne faisaient pas, au début, la différence entre les tumeurs incluses et les tumeurs simplement adhérentes aux organes du bassin.

Urdy (1874), dans sa Thèse de doctorat, inspirée par Péan, n'est pas très précis au sujet de cette distinction, et il faut chercher avec soin, dans les observations qu'il publie, la description de cette disposition anatomique spéciale, au cours même de l'opération.

Péan (1876), dans ses cliniques, tom. I, parle de l'infiltration dans les ligaments larges, mais surtout à propos des tumeurs fibreuses.

Miner de Buffalo, 1876 (Transactions international Med. Congress), conseille l'énucléation dans les cas de kystes inclus.

Karl Schrœder, 1878 (Zeitsch f. geburt gynec., Heft 2, pag. 265), étudie les opérations qui ont pour but d'enlever des kystes développés dans l'épaisseur des ligaments larges.

Kœberlé (1878), dans son article *Ovaire* du *Dictionnaire de Jaccoud*, signale incidemment l'inclusion dans les ligaments larges (tom. XXV, pag. 604).

Müller, de Berne (1879) (Corresp.: Blatt für Schwiz), à propos des difficultés opératoires de certains kystes de l'ovaire, confond les adhérences par péritonite avec la véritable infiltration dans les ligaments larges.

Hégar et Kaltenbach (1881), s'appuyant sur de nombreux faits personnels, indiquent et discutent les procédés d'extirpation applicables aux kystes de l'ovaire inclus. Depuis lors, dans les éditions successives de leur *Traité de gynécologie opératoire* (1886-1888), ces auteurs ont fort bien étudié les tumeurs incluses, solides ou liquides, qu'ils ont envisagées surtout au point de vue thérapeutique.

Dans ces dernières années, les chirurgiens de tous les pays ont publié des observations nombreuses de tumeurs incluses. Ce serait nous exposer à des répétitions inutiles si nous voulions citer ici tous les articles qu'elles ont inspirés ou analyser les discussions académiques qu'elles ont provoquées.

Il nous semble préférable, pour éviter des redites, de signaler ces travaux dans le courant de notre description.

CHAPITRE III

Anatomie pathologique.

1º Anatomie des principales variétés de tumeurs incluses. — 2º Désordres provoqués par les tumeurs incluses en général (rapports de contiguïté et de continuité avec les organes voisins. — Déplacement de ces organes, etc., etc.).

Deux points doivent être élucidés à propos de l'anatomie pathologique.

— Nous devons donner, tout d'abord, quelques explications aussi précises que possible sur la structure et l'origine des tumeurs incluses les plus importantes : nous nous bornerons à rappeler les conclusions en harmonie avec l'état actuel de la science. Signalons, dès maintenant, l'importance considérable de ces conclusions, surtout au point de vue du pronostic. — En second lieu, nous décrirons les désordres anatomiques provoqués par les tumeurs incluses en général.

I. — Les tumeurs que l'on rencontre dans l'immense majorité des cas sont, avons-nous dit, les *fibromes* et les *kystes*.

— Les *fibromes* sont constitués par du tissu musculaire, — du tissu conjonctif, — des vaisseaux et des nerfs. Nous n'insisterons pas davantage ; mais, ce qu'il faut bien savoir, c'est que les fibromes peuvent subir certaines modifications et devenir des tumeurs *fibro-kystiques*, — des *kysto-sarcomes*, — des *fibromes télangiectasiques* ; dans ce dernier cas, l'élément vasculaire est prépondérant.

Terrillon (Clinique chirurgicale, 1889), divise l'utérus en trois segments: *supérieur,* — *moyen,* — et *inférieur.* Quand un fibrome utérin occupe les segments moyen et inférieur, il dédouble les feuillets du ligament large : en d'autres termes, les fibromes inclus prennent naissance, soit dans la partie inférieure du corps de l'utérus (rarement), soit, le plus souvent, au niveau de la portion sus-vaginale du col.

— Les fibromes inclus sont *sessiles* ou *pédiculés,* distinction capitale pour le traitement.

— Les *kystes* nous arrêteront un peu plus longtemps : non pas les kystes à médiocre développement (voir le tableau), mais bien les grands kystes, à propos desquels la thérapeutique peut être variable et, dans tous les cas, non exempte de dangers.

—Éliminons les kystes à *échinocoques* des ligaments larges qui sont rares et en tout point semblables, quant à la structure, à ceux que l'on rencontre dans les autres régions.

Restent deux grandes classes : les *kystes para-ovariens* et les *kystes ovariens.*

— *Kystes para-ovariens.* — L'origine de ces kystes est encore discutée. Depuis Follin (Thèse de Paris, 1850), la plupart des auteurs admettent qu'ils proviennent de l'organe de Rosenmüller ; ainsi serait établie une différence anatomique bien nette entre ces kystes et ceux de l'ovaire. — Mais cette opinion paraît à l'heure actuelle trop absolue. A. Doran (1884) considère beaucoup de kystes para-ovariens comme de simples *kystes lacuneux* ou hygromas sous-séreux de Verneuil, ayant pris naissance dans le tissu cellulaire du ligament large ; de même aussi Mangin (*Nouv. Arch. d'Obstét. et Gynéc.,* 1888). — De Sinéty en place le point de départ dans des ovaires surnuméraires.

Les kystes para-ovariens sont le type des tumeurs incluses : Hégar et Kaltenbach s'expriment en ces termes : « Nés dans l'épaisseur des ligaments larges, ils (les k. para-ovariens) constituent à tous leurs degrés et sous toutes leurs formes l'exemple le plus instructif pour l'étude du développement des tumeurs intra-ligamentaires ».

Tel n'est pas cependant l'avis de Lucas-Championnière (Soc. de Chir., 4 juillet 1883), qui prétend que «les kystes para-ovariens sont des kystes sans pédicules, étalés à la surface des ligaments larges, mais non pas développés dans leur épaisseur». Mais Terrillon a montré (Soc. de Chir., 11 juillet 1883) que cette opinion est en contradiction formelle avec celle de la plupart des auteurs, de Kœberlé et de Boinet dans leurs articles des dictionnaires; du reste, dans une séance ultérieure (18 juillet, 1883), Lucas-Championnière revient sur ses paroles trop absolues : « M. Terrillon, dit-il, s'est mépris sur ma proposition relative aux kystes para-ovariens; j'ai simplement dit que ceux-ci n'avaient pas la *tendance nécessaire* à se développer dans le ligament large.»

— Parfois la tumeur, bien qu'elle ait débuté dans le ligament, prend un tel développement qu'elle ne paraît plus unie aux organes pelviens que par un pédicule.

— Nous décrirons avec *Valdeyer, Olshausen, Stephen Howell* et *Pozzi* trois variétés de kystes para-ovariens :

1° Les *kystes hyalins*, uniloculaires, offrent une paroi mince, un contenu transparent, non filant, pauvre en matières albuminoïdes.

2° Les *kystes papillaires* [1], uniloculaires cliniquement, c'est-à-dire abstraction faite des cavités presque microscopiques de leur paroi, sont caractérisés par les végétations papillaires de cette paroi, un contenu visqueux, pouvant même être rendu albumineux et diversement coloré par des extravasations sanguines.

— Lawson Tait soutient l'identité de ces deux variétés de kystes; en France, Terrillon est un chaud partisan de cette manière de voir : pour lui, les kystes papillaires dérivent des kystes hyalins; de plus, les kystes nés dans le ligament large et indé-

---

[1] Les seuls qui dépendent du Para-ovarium d'après A. Doran.

pendants de l'ovaire sont peu éloignés, par leur structure, des kystes développés dans l'intérieur et aux dépens de cet organe.

3° Les *kystes dermoïdes* sont exceptionnels : ils présentent à leur surface interne une membrane offrant la structure de la peau et contiennent des produits épidermiques, du tissu musculaire lisse, etc., etc.

— *Kystes de l'ovaire.* — Ils comprennent : 1° Les *kystes proli-fères* (papillaires et glandulaires) de Pozzi. — 2° Les *kystes der-moïdes.* — 3° Les *tumeurs mixtes.*

Laissons de côté les kystes *dermoïdes*, dont nous connaissons les caractères ; — et les *tumeurs mixtes*, qui sont une combinai-son des kystes dermoïdes avec les autres kystes de l'ovaire.

Les kystes *prolifères* (glandulaires et papillaires) sont les plus communs : « Le kyste prolifère *glandulaire* est caractérisé par l'abondance des petites glandes dans ses parois. — Les tubes glandulaires de nouvelle formation se transforment en kystes par le processus suivant : leurs orifices qui s'ouvraient dans la cavité kystique principale s'obstruent et s'oblitèrent ; leur extrémité opposée, infundibuliforme, se dilate alors, et il en naît d'autres tubes glandulaires qui, à leur tour, passent par une phase kys-tique pour aboutir à une nouvelle génération de glandes. La multiplication de celles-ci devient alors excessive.

»Le kyste prolifère *papillaire* présente les indices d'une proli-fération conjonctive prédominante : le tissu conjonctif forme des bourgeons qui font saillie dans la cavité kystique en repoussant l'épithélium et se divisant en ramuscules déliés, papilliformes. Ces excroissances dentritiques peuvent remplir et distendre le kyste au point de le crever et de faire saillie à l'extérieur, soit par une étroite éraillure, soit par une large déchirure. Alors le kyste peut, pour ainsi dire, se retourner, son fond convexe étale les végétations nées à sa surface, et la tumeur change complètement d'aspect. — En même temps, ses produits de sécrétion tombent dans le péritoine et y provoquent avec l'ascite

la production métastatique de masses papillaires disséminées »
(Pozzi).

— Il existe une forme mixte de kystes à la fois glandulaires
et papillaires.

— Les kystes ovariens sont multiloculaires; le contenu liquide
est onctueux au toucher, un peu filant, la couleur de ce contenu
est variable.

La *paralbumine* de Valdeyer est à peu près constante dans
les kystes glandulaires ; — les kystes papillaires peuvent n'en
présenter que des traces ; du reste, la paralbumine n'est pas
pathognomonique, car on l'a retrouvée ailleurs que dans les
kystes de l'ovaire (crachats, etc., etc.).

— L'épithélium germinatif serait le point de départ des kystes
papillaires aussi bien que des kystes glandulaires.

— Les *kystes folliculaires*, nés aux dépens des follicules de
Graaf, ordinairement de très petit volume, peuvent se multiplier
sur un même ovaire et donner lieu à la *maladie kystique* dont
nous donnerons plus loin une remarquable observation. (Roki-
tansky-Pozzi.)

— Dans la plupart des cas, un lobe seul du kyste ovarique
est inclus dans le ligament large : les autres parties s'accroissent
du côté de la cavité péritonéale et peuvent prendre un grand
développement. — Il est rare que le kyste plonge entièrement
dans le ligament de façon à être coiffé totalement par le péritoine.

Les autres variétés de tumeurs incluses (voir le tableau)
n'offrent rien de spécial au point de vue de l'anatomie pathologique.

II. — *Désordres anatomiques provoqués par les tumeurs
incluses.* — Une tumeur incluse, en augmentant de volume, a
pour premier effet *de déplisser* les ligaments larges.

Ce déplissement varie, du reste, suivant le développement de
la tumeur : dans certains cas, les parois des ligaments peuvent
rester appliquées l'une contre l'autre au-dessous de la tumeur :

nous verrons, à propos du traitement, les conséquences de cette disposition, qui, pour le dire tout de suite, est éminemment favorable à l'ablation. — D'autres fois, les ligaments larges peuvent être complètement déplissés, et la tumeur est en contact immédiat avec les plexus vasculaires du bord inférieur de ces ligaments et l'uretère : signalons, en passant, l'importance de ce rapport : nous aurons l'occasion d'y revenir plus loin.

Dans cette dernière hypothèse, la tumeur peut suivre deux directions différentes (Terrillon) : 1° Tantôt elle descend de plus en plus, occupant ainsi le petit bassin et ayant une tendance à venir en contact avec l'utérus (dans le cas de kystes ovariens ou para-ovariens, de tumeurs solides de l'ovaire ou des ligaments larges) et la vessie, d'une part, et de l'autre, avec les parois mêmes du bassin, le rebord du détroit supérieur et les vaisseaux iliaques. 2° Tantôt, au contraire, les feuillets du ligament large ne sont pas également distendus : on peut alors voir, à un moment donné, le feuillet qui est repoussé ne plus être suffisant pour recouvrir complètement la tumeur. — Si le feuillet antérieur est surtout atteint, la tumeur dissèque le péritoine pariétal et s'avance derrière les muscles de la paroi abdominale : elle peut même atteindre le voisinage de l'ombilic. – Supposons que le feuillet postérieur soit seul soulevé ; dans cette direction, la tumeur rencontre le sacrum et va, en soulevant le péritoine, s'appliquer contre la partie terminale de la colonne vertébrale. Si elle a pris son origine du côté gauche, elle ira rencontrer le feuillet du mésentère, s'infiltrer dans son épaisseur, et arrivera ainsi au contact de l'intestin grêle. Pendant cette évolution, ses rapports pourront devenir très intimes avec le rectum et l'S iliaque. — Dans les cas où la tumeur occupe primitivement le ligament large du côté droit, elle pourra se mettre en contact avec le cæcum et soulever cet organe en le poussant en avant et en haut contre la paroi de l'abdomen. La tumeur peut encore s'élever plus haut et atteindre la région des reins.

— Dans certains cas, rares à la vérité, la production morbide exagérant son envahissement, dédouble les feuillets du ligament large du côté opposé.

— Résumant ces quelques considérations sur la marche des tumeurs incluses, nous voyons que de pareilles productions ont tendance à occuper non seulement toute l'étendue de l'excavation, mais encore le grand bassin et même la cavité abdominale, de telle sorte que leurs connexions avec les parties voisines deviennent de plus en plus complexes. — Olshausen a observé un kyste papillaire de l'ovaire développé de chaque côté à l'intérieur des ligaments larges. Son segment extra-péritonéal, c'est-à-dire inclus, descendait entre le rectum et le vagin jusqu'au voisinage de l'anus. Si dans ces conditions le revêtement péritonéal de la tumeur vient à contracter des adhérences, les rapports peuvent être tellement compliqués qu'il devient bien difficile de s'orienter pendant l'opération, et même pendant l'autopsie.

— Donc, la tumeur incluse, par son augmentation progressive de volume, affecte des rapports de *contiguïté* avec des organes délicats qu'*elle comprime*, et ces organes, le chirurgien devra s'efforcer de ne pas les léser pendant l'intervention. Mais la conduite de l'opérateur devient de plus en plus difficile et dangereuse car il peut y avoir *continuité de tissus* entre la tumeur et les parties voisines. — Ce point nouveau exige quelques éclaircissements : à un moment rapproché du début de son évolution, la tumeur incluse est séparée des parties voisines par le tissu conjonctif qui, normalement, forme une gangue aux organes de l'économie. Mais, avec l'accroissement de volume de la tumeur, le contact entre celle-ci et les parties voisines se complète par la disparition de ce tissu cellulaire lâche qui permettait un glissement facile. Les tissus tendent ainsi à se confondre et, à la longue, il se fera une véritable adhérence ; une circulation commune s'établira, d'où échange de vaisseaux entre la partie envahie et la tumeur. La vascularité de celle-ci est ainsi augmentée, sa vitalité plus grande, et, par conséquent, les sections qui doivent porter sur le tissu vasculaire donneront une grande quantité de sang. — Dans les kystes de l'ovaire *papillaires*, l'adhérence avec les organes peut se faire par l'intermédiaire des végétations qui ont rompu la paroi.

— Nous sommes maintenant en mesure de comprendre un nouveau phénomène produit par les tumeurs incluses ; nous voulons parler du *déplacement des organes*. Prenons comme exemple un kyste ovarien : si la tumeur n'est pas très volumineuse, on ne constatera qu'une légère déviation de l'utérus ou de la partie latérale de la vessie, repoussés du côté opposé ; le cul-de-sac vaginal sera même à peine effacé. Bientôt, grâce aux adhérences intimes avec les organes, ceux-ci devront suivre le kyste dans son développement. Or, ce kyste, prenant un point d'appui sur le plancher pelvien, tend à monter vers l'abdomen, entraînant l'utérus, qui remonte en totalité, mais conserve le plus souvent sa déviation latérale. — La paroi vésicale suit le même mouvement ascensionnel, remonte ainsi jusqu'à 5, 10, 15 centim. au-dessus du pubis, adhérant à la tumeur, recouverte par le péritoine, et exposée aux blessures par les instruments qui servent à la décortication. — Cependant, l'ascension des organes adhérents peut être le résultat d'un autre mode d'évolution. Si le prolongement inclus dans le ligament large est peu volumineux, il sera entraîné en haut par la tumeur principale, qui située au-dessus du petit bassin se développe franchement dans le ventre et tend à se maintenir, avec ses annexes, au-dessus du détroit supérieur. — Cette ascension se produit par un mécanisme assez semblable à celui qui amène l'élévation de l'utérus pendant la grossesse, lorsque l'organe est dans l'abdomen après avoir abandonné le bassin (Terrillon ; *Rev. de Chir.*, 1884, Freund.)

— Le rectum est rarement influencé d'une façon aussi manifeste : il est le plus souvent simplement comprimé par la tumeur, lorsque celle-ci se porte en arrière. L'uretère est aussi parfois

2

comprimé contre le détroit supérieur ou le plancher pelvien :
grâce à ses connexions avec la tumeur incluse, cet organe a
plusieurs fois été blessé par inadvertance, au cours de l'opération.

— Une dernière conséquence de la présence et du développement progressif d'une tumeur incluse consiste dans les *modifications que subit le ligament large ;* ces modifications sont représentées par une hypertrophie générale ; les vaisseaux surtout
peuvent acquérir des dimensions excessives. — Ajoutons que
chacun des feuillets offre des connexions très intimes avec la
tumeur sous-jacente : leur tissu se confond, et les mêmes vaisseaux
les unissent.

— Pour Terrillon (*Rev. de Chir.*, 1884), il y aurait une différence entre l'inclusion primitive des kystes para-ovariens et l'inclusion secondaire des kystes de l'ovaire. « Dans ce dernier cas,
dit Pozzi, la portion enclavée du kyste contracte avec les tissus
voisins des adhérences tellement intimes qu'il pourrait s'ajouter
au pédicule vasculaire utéro-ovarien primitif un second pédicule
vasculaire. Celui-ci provient de la corne utérine et est dû à la
dilatation de l'anastomose qui existe normalement entre la branche
supérieure de l'utérine et la terminaison de l'utéro-ovarienne ; il
en résulterait un aspect violacé et un épaississement du ligament
large qui n'existerait pas dans les kystes para-ovariens. Une pareille
distinction est tout à fait illusoire et basée sur l'observation
restreinte à la variété des kystes para-ovariens hyalins. On connaît,
au contraire, la tendance remarquable de certains kystes para-
ovariens papillaires à envahir les parties voisines et spécialement
à adhérer à l'utérus. »

Quoi qu'il en soit, retenons bien ce fait que, dans les cas de
kystes de l'ovaire inclus dans les ligaments larges, le chirurgien
peut noter l'existence de deux pédicules vasculaires : l'un utérin,
l'autre utéro-ovarien. Nous verrons, dans les observations, quelle

importance Terrier attache à ces deux pédicules, au point de vue de l'intervention.

L'exemple suivant de Delbet confirme en tous points la manière de voir de Terrier.

OBSERVATION (résumée).

DELBET (Soc. anatomique, avril 1888).

Kyste de l'ovaire inclus en entier dans le ligament large. — On voit distinctement les deux pédicules vasculaires (utérin et utéro-ovarien).

Il s'agit d'un kyste trouvé sur un sujet de l'école pratique. Ce kyste a le volume d'une orange et est *tout entier compris dans l'épaisseur du ligament large gauche.*

C'est, à n'en pas douter, un kyste de l'ovaire. — L'étude de ce kyste permet de vérifier le fait important signalé par Terrier : les kystes inclus ont deux pédicules vasculaires, un externe, formé par l'artère utéro-ovarienne, un interne qui naît de la corne de l'utérus. — De plus, on peut constater le mode de formation du pédicule interne, par la dilatation de l'anastomose qui existe normalement entre la branche supérieure de l'utérine et la terminaison de l'artère utéro-ovarienne.

— Des considérations qui précèdent nous pouvons déduire les conclusions suivantes : Les tumeurs incluses, quelle qu'en soit la nature, contractent, avec des organes quelquefois éloignés, des rapports qui deviennent de plus en plus intimes, compriment ces organes, les déplacent et provoquent une hypertrophie considérable de tout l'appareil vasculaire.

CHAPITRE IV.

Symptômes et Diagnostic.

Pas de signe pathognomonique. — Signes rationnels (phénomènes de compression, signes physiques (examen direct). — Diagnostic différentiel des tumeurs incluses.

Le problème que nous avons à résoudre dans ce nouveau chapitre n'est pas le moins important de ceux que soulève l'étude des tumeurs incluses dans le ligament large : la connaissance exacte des symptômes est indispensable au chirurgien, qui doit tout faire pour établir un diagnostic solide. — Notre tâche n'est pas facile, car les tumeurs incluses n'ont pas de symptôme pathognomonique. — Nous allons cependant rechercher, avec tout le soin que comporte ce point spécial, s'il n'existe pas de signes dont la réunion donne une grande probabilité, sinon la certitude.

— Et d'abord, mettons en évidence ce fait : c'est qu'il existe une variété de tumeurs incluses que l'on peut diagnostiquer assez facilement : nous voulons parler des *kystes para-ovariens hyalins.* Ces kystes, quand ils ont atteint un certain degré de développement, qu'ils ont franchi le détroit supérieur pour continuer à croître dans la cavité abdominale, se présentent avec les caractères suivants : ce sont des tumeurs indolentes, globuleuses, élastiques, donnant une fluctuation franche et très étendue, puisqu'elles sont uniloculaires. La conservation de la santé pendant un temps assez long, la forme du ventre, qui est moins proéminent en avant, les distinguent des tumeurs analogues de l'ovaire.

— Enfin, tous les auteurs ont insisté sur la valeur de l'analyse du liquide retiré par la ponction. Ce liquide, très clair, contient beaucoup de chlorures et peu d'albumine. Terrillon (*Clinique chirurgicale*, 1889) conclut en ces termes : « Lorsqu'on se trouve en présence d'un kyste uniloculaire, d'une faible tension, développé lentement chez une femme bien portante, si le liquide obtenu par la ponction est clair, limpide, non filant, d'une faible densité, contient peu ou pas d'albumine et beaucoup de chlorures, dans ce cas on aura le droit de croire à un kyste para-ovarique. »

Mais les considérations qui précèdent ne s'appliquent, nous le répétons, qu'à l'une des variétés les moins intéressantes au point de vue thérapeutique, si l'on peut ainsi parler. Les signes que nous venons de passer en revue sont des signes particuliers, qu'il ne faut sûrement pas négliger, mais ce ne sont pas les signes de l'inclusion.

— Ces signes de l'inclusion, nous pouvons cependant les décrire, mais ils n'existent qu'à une certaine période du développement de la tumeur, lorsque celle-ci provoque des phénomènes de compression et qu'elle adhère aux organes voisins. Au début, quand la tumeur est libre entre les deux feuillets péritonéo-musculaires qui la recouvrent, à moins que, à cause de son origine près du cul-de-sac vaginal latéral, elle ne soit accessible au toucher, il est impossible de rien affirmer sur ses connexions avec le ligament large. — Hâtons-nous de dire qu'à ce moment où le siège de la tumeur ne peut être reconnu que lors de l'intervention, le traitement est fortement simplifié par l'absence d'adhérences.

— Cela posé, nous diviserons les symptômes de l'inclusion en :
1° *Signes rationnels* et 2° *Signes physiques*.

Les *signes rationnels* sont fournis par les troubles de compression des organes ; les *signes physiques* par l'examen direct.

A. *Troubles de compression.* — Les tumeurs incluses, suivant la direction qu'elles prennent en augmentant progressivement de volume, peuvent comprimer, séparément ou à la fois, *la vessie et les uretères*, — *l'utérus*, — *l'intestin*, — *les nerfs*.

1° La compression *de la vessie* détermine dans la miction des altérations variables. On peut observer tous les degrés, depuis les besoins fréquents d'uriner jusqu'à l'incontinence complète.

— La rétention d'urine, avec ou sans regorgement, est fréquente : ses conséquences (dilatation des uretères et du bassinet, — hydronéphrose, — disparition du rein, — urémie) sont graves.

— La compression *de l'uretère* est signalée par tous les auteurs : « L'uretère, dit Terrillon, suivant en cela la loi générale à laquelle obéissent tous les organes creux, se dilate en amont de l'obstacle et peut acquérir un volume énorme. Ici encore, mêmes accidents consécutifs du côté du bassinet et des reins ; mais surtout apparition de phénomènes généraux graves, à l'ensemble desquels on a donné le nom *d'empoisonnement urémique*. Cet empoisonnement urémique peut se manifester sous deux formes, dont l'une succède ordinairement à l'autre : la forme aiguë et la forme chronique. Cette dernière est la plus intéressante, car elle n'est que l'avant-coureur des symptômes alarmants de la première. Soyez donc sur vos gardes, quand la malade se plaint de troubles gastriques, de vomissements, de diarrhée persistante; ou bien quand elle souffre d'une céphalée habituelle, de vertiges, de quelques troubles oculaires vagues, de diminution de l'intelligence ou de la mémoire. Vous verrez même les accidents débuter par des symptômes moins sérieux, tels que des modifications légères de la respiration : celle-ci se trouble de temps à autre, la malade est essoufflée et se plaint d'étouffements, de véritables petites attaques d'asthme, dont elle n'avait pas souffert autrefois. Tout cela, c'est de l'urémie, de l'urémie lente. »

La compression de l'uretère offre une grande importance clinique : en effet, comme le dit Pozzi, « un très grand nombre de morts à la suite de l'hystérectomie ou de la castration doivent être attribuées à l'altération des reins, souvent méconnue, à laquelle l'intervention chirurgicale et la longue inhalation des anesthésiques ont donné une gravité subite. Par contre, on a pu voir des accidents de pyélite suppurée, ou d'albuminurie avec menace de phénomènes urémiques, disparaître après l'ablation d'un corps fibreux qui comprimait les uretères. On ne devra donc jamais négliger de faire l'examen chimique et microscopique des urines, pour y rechercher la proportion d'urée, la présence de l'albumine, le pus, les cylindres hyalins ou granuleux caractéristiques. »

Ajoutons cependant que le danger est atténué dans une certaine mesure, par ce fait que la compression s'exerce habituellement d'u seul côté : en pareille circonstance, le rein sain supplée, pendant un certain temps, son congénère malade.

2° La compression de l'*utérus* trouble habituellement la marche de la grossesse : l'avortement et l'accouchement prématuré sont fréquents. — Si la grossesse arrive à son terme, il est facile de prévoir quelles difficultés considérables peuvent surgir au moment de l'accouchement [1].

3° La compression du *rectum* se traduit par un aplatissement des parois de ce conduit, d'où la constipation habituelle alternant quelquefois avec une véritable débâcle : l'inappétence est la conséquence de tous ces phénomènes, et la nutrition languit de plus en plus. — Si la lumière du rectum est complètement obstruée, on peut voir apparaître les symptômes de l'étranglement interne. — Pareille éventualité est encore à redouter lorsque la compression porte sur l'intestin grêle.

4° Les *nerfs* du bassin, de leur côté, réagissent en produisant

---

[1] Faisons remarquer ici que les relations des tumeurs incluses avec la grossesse ne nous occuperont pas plus longuement : il nous suffit d'avoir signalé la fréquence de l'avortement et de l'accouchement prématuré ; quant à la thérapeutique, elle repose sur les mêmes bases que lorsqu'il s'agit de tumeurs abdominales non incluses ; l'ovariotomie dans la grossesse est une question trop vaste pour être examinée ici avec détails.

des douleurs dont l'intensité est variable : ces douleurs, à mesure que la compression augmente, peuvent devenir intolérables, et forcent la malade à réclamer l'intervention.

B. *Examen direct*. — Les renseignements les plus précis nous sont fournis par le *toucher* (vaginal ou rectal), la *palpation* et la *percussion* de l'abdomen, — le *cathétérisme* (de la vessie et de l'utérus), enfin la *laparotomie*.

Quand la tumeur est peu volumineuse, le *toucher vaginal* ne donne aucune indication. Plus tard, cette exploration nous fera reconnaître la déviation de l'utérus, et surtout *nous permettra de sentir à travers les culs-de-sac latéral et postérieur, une masse solide ou fluctuante*, suivant que l'on aura affaire à un fibrome, à un sarcome, etc., etc., ou à un kyste. — Si l'utérus est fortement élevé au-dessus du bassin, le doigt ne pourra l'atteindre que difficilement : cet organe peut être aussi immobilisé complètement.

Le *toucher rectal* confirmera ces données et sera d'une grande utilité pour le diagnostic des connexions de la tumeur avec l'utérus.

La *palpation abdominale* vient en aide au toucher, dont elle rend les sensations plus nettes : en effet, combinée au toucher rectal ou vaginal, elle permet, le plus souvent, de limiter exactement, entre les deux mains, la tumeur incluse *qui occupe un des côtés du bassin*. — A elle seule, elle nous montre si les fosses iliaques sont libres, ou, au contraire, occupées par une production néoplasique.

— La *percussion* décèle la présence de l'intestin au-devant de la tumeur ; dès lors, il est permis de penser qu'en se portant vers la colonne vertébrale, celle-ci a soulevé le péritoine et, par conséquent, la masse intestinale.

— L'examen de la *vessie*, pratiqué avec soin, permettra de reconnaître que cette cavité présente un prolongement qui remonte assez haut derrière le pubis et la paroi abdominale. On aura soin, pour faire cette exploration, de se servir d'une sonde de femme assez longue, ou d'une sonde d'homme, et de l'introduire de façon à contourner la face postérieure du pubis et à atteindre la paroi abdominale. Cette constatation, jointe à celles qui sont fournies par le toucher vaginal, prend une grande importance pour indiquer l'adhérence de la vessie et l'ascension vers l'ombilic de sa partie supérieure (Terrillon).

— Le *cathétérisme intra-utérin* confirme les données que nous avons acquises par le toucher, en ce qui concerne la position de l'utérus ; — de plus, en nous fournissant des notions exactes sur les dimensions de la cavité utérine, il nous permet de distinguer les fibromes ayant l'utérus pour point de départ, des tumeurs voisines.

— Évidemment, aucun des signes précédents n'est caractéristique des tumeurs incluses.

Signalons une première cause d'erreur. Supposons-nous en présence d'un kyste de l'ovaire ordinaire ; dans ce cas, il peut exister un simple enclavement de l'utérus par suite d'un prolongement du kyste qui, occupant le cul-de-sac postérieur et repoussant l'utérus par côté et en avant derrière le pubis, l'immobilise dans cette situation et simule ainsi une adhérence totale.

Spencer Wells, qui a vu des faits semblables, propose un moyen pour arriver à différencier ces deux états. — Une ponction est pratiquée dans la tumeur principale intra-abdominale, qui est vidée autant que possible : l'utérus peut retrouver ainsi une certaine mobilité, car le prolongement inférieur dans le bassin est moins comprimé.

Les manœuvres suivantes, recommandées par Terrillon, donnent une certitude encore plus grande. Quelques jours après l'évacuation du kyste principal, on fait placer la malade sur les genoux dans la position déclive par rapport au tronc, la tête le plus bas possible, le bassin étant au contraire relevé. Si alors on pratique le toucher vaginal, puis rectal, on sent la tumeur non adhérente se déplacer vers l'abdomen ; l'utérus reprend sa mobilité. En cas d'adhérences, l'utérus reste immobile et la tumeur ne se déplace pas.

— On peut aussi retrouver tous les signes que nous avons décrits plus haut, dans le cas de tumeurs abdominales intimement adhérentes aux organes du petit bassin, et non recouvertes par les ligaments larges. Cela est si vrai que beaucoup de chirurgiens, et non des moins autorisés, déclarent le diagnostic impossible. Telle est l'opinion de Polaillon, de Lucas-Championnière (Soc. de chirur., 1883). — Dans ces cas difficiles, on ne peut diagnostiquer l'inclusion qu'au cours de l'opération :

« La présence en avant de la tumeur d'une bande musculo-aponévrotique, dit Lucas-Championnière, indique généralement un kyste du ligament large. » On peut s'assurer de l'importance de cette constatation en parcourant les observations des malades opérées par M. le professeur Tédenat.

— La main, introduite dans l'abdomen, sent manifestement que la tumeur adhère au plancher pelvien. La surface lisse des culs-de-sac qui arrêtent cette main, l'absence de bride, l'impossibilité de dépasser la limite que l'on rencontre, indiquent bien qu'il s'agit d'une réflexion du péritoine sur la tumeur et non pas d'une adhérence par inflammation. En même temps, on se rend compte facilement de l'étendue de la partie incluse et de ses rapports avec l'utérus et même la vessie. — L'introduction d'un cathéter dans la cavité vésicale pendant l'opération ne doit jamais être négligée, car elle permet d'éviter bien des erreurs, et surtout la blessure de ses parois. — Grâce à l'exploration manuelle, on trouvera exactement quelle est la limite de réflexion du péritoine sur la tumeur ; si elle se prolonge sous le mésentère, l'intestin sera soulevé, et on ne pourra sentir la colonne vertébrale. — Si la tumeur incluse a des connexions avec la paroi latérale du bassin, la main rencontrera, au niveau du détroit supérieur, le cul-de-sac péritonéal formé par la réflexion de la séreuse se portant sur la fosse iliaque.

Il serait absolument utile, quand l'abdomen est ouvert, d'avoir quelques renseignements sur l'adhérence plus ou moins intime des feuillets du péritoine ou des organes voisins avec la surface de la tumeur incluse. On ne peut avoir malheureusement que des présomptions sur la solidité ou l'intimité réciproque de ces adhérences. Ces présomptions, nous les tirerons du volume de la tumeur incluse, de son ancienneté ; mais, pour être certain que l'ablation sera facile, il faut commencer la dissection, qui seule peut nous éclairer sur ce point (Terrillon).

— Dans certains cas plus compliqués encore, il est impossible, même après la laparotomie, de distinguer les adhérences simplement inflammatoires de l'inclusion dans le ligament large ; il faut alors rechercher dans les antécédents les signes possibles d'une péritonite pelvienne antérieure qui peuvent mettre sur la voie du diagnostic ? Du reste, la conduite à tenir est la même.

— On le voit, des difficultés insurmontables tiennent quelquefois le chirurgien en haleine jusqu'à la fin, au sujet du siège exact occupé par la tumeur. Mais ce n'est pas la règle, et, dans la plupart des cas, nous pouvons, par un interrogatoire bien conduit, un examen méthodique, avoir de très fortes présomptions, sinon être affirmatif; pour arriver à ce but, nous devons employer tous les modes d'exploration que la clinique met à notre disposition : le groupement de tous les symptômes, soigneusement notés, nous fournira une somme de probabilités suffisante pour la pratique.

— Afin d'être complet, nous devons encore : 1° *Distinguer les tumeurs incluses d'autres affections ayant pour siège les organes du bassin. —* 2° *Reconnaître les diverses variétés de tumeurs incluses.*

1° — Nous nous sommes déjà suffisamment expliqué sur les

signes qui permettent de séparer des tumeurs incluses, l'enclavement de l'utérus par le prolongement postérieur d'un kyste de
l'ovaire, et l'adhérence au petit bassin des tumeurs abdominales.

Les principales maladies que nous avons en vue en ce moment
sont : *les collections enkystées des trompes*, — *la grossesse extrautérine*, — *l'hématocèle*, — *les noyaux inflammatoires périutérins*, — *la rétroflexion de l'utérus gravide*, — *les tumeurs de
l'os iliaque.*

a). *Les collections enkystées* des trompes (hydrosalpinx,
pyosalpinx) peuvent donner lieu à une hésitation considérable,
surtout si la tumeur incluse ne fait pas une forte saillie du côté
de la cavité abdominale. En effet, dans les deux cas, on note des
douleurs quelquefois intenses, et souvent, à la palpation, une
forme allongée, bosselée, noueuse de la tuméfaction ; de son
côté, le toucher vaginal fournit des sensations bien difficiles à
distinguer, même pour un doigt bien exercé. — La bilatéralité
de la lésion est un argument en faveur d'une altération des
trompes ; mais cet argument, on le comprend, n'a pas une
valeur absolue. — Les meilleurs signes différentiels seront tirés
de l'étude des anamnestiques et de la marche de la maladie.

b). *La grossesse extra-utérine* sera rarement la cause d'erreurs
préjudiciables ; si nous la signalons ici, c'est que, dans certaines
circonstances, le kyste fœtal d'une grossesse tubaire peut se
rompre dans le ligament large et produire, en ce point, un véritable hématome. On a dit que cet hématome pouvait se résorber ;
le plus habituellement, de nouvelles hémorrhagies se font dans
le ligament large, d'où apparition de nouveaux accidents. —
Cette marche bien spéciale, ajoutée aux symptômes de la grossesse,
tranche toute difficulté.

c). *L'hématocèle* est parfaitement caractérisée cliniquement ;
comme signes levant l'incertitude, nous signalerons la soudaineté fréquente de son développement, les circonstances de men-

struation ou d'excès conjugaux au milieu desquels elle se produit maintes fois, — les symptômes des hémorrhagies internes, — la diminution progressive des douleurs et du volume de l'épanchement à mesure qu'on s'éloigne du début, la dureté de la tumeur succédant à sa mollesse (Courty).

d). *Les noyaux inflammatoires de péri-métro-salpingite* sont reconnus à l'aide des anamnestiques. — La coexistence d'une inflammation des trompes et de l'utérus donne de nouvelles garanties contre l'erreur.

e). *La rétroflexion de l'utérus gravide* pourrait en imposer un moment pour une tumeur incluse ; en effet, en pareil cas, d'une part, on peut observer des phénomènes de compression sur les organes du petit bassin, et, d'autre part, le toucher donne au doigt la sensation d'une tumeur occupant le cul-de sac postérieur. — Mais, en faveur de la rétroflexion, nous avons les signes de grossesse, la possibilité d'une réduction facile, si la grossesse est peu avancée, etc., etc.

f). *Les tumeurs de l'os iliaque* peuvent être prises pour une tumeur incluse ayant dépassé sur les côtés ses limites naturelles ; il suffit de songer à la possibilité d'une erreur semblable pour l'éviter.

2° — Relativement aux variétés des tumeurs incluses, nous n'avons que peu de chose à dire : nous ne pouvons faire ici le diagnostic différentiel des tumeurs abdominales ; une telle prétention ne saurait se justifier, et nous sortirions évidemment de notre sujet si, à propos des tumeurs incluses, nous décrivions tout au long les signes distinctifs des fibromes, des kystes, des sarcomes, etc., etc. A ce point de vue, nous renvoyons aux ouvrages spéciaux où la question est traitée avec tous les développements qu'elle comporte.

Supposons-nous en présence d'une tumeur incluse que l'examen nous à démontrée être un fibromyome : le fibromyome a-t-il son origine dans l'utérus, le ligament large ou l'ovaire ?

C'est par une étude attentive du développement de la tumeur, et l'appréciation de certains symptômes spéciaux tels que l'agrandissement de la cavité utérine, la transmission des mouvements de l'utérus à la tumeur, et inversement, etc., etc., que l'on pourra arriver à des présomptions sur ce point. — Lorsque la tumeur date de longtemps, les connexions avec les parties voisines peuvent être si intimes que la distinction devient très difficile ; mais alors, le sacrifice de l'utérus est à peu près indispensable, de telle sorte que la thérapeutique n'est pas modifiée par l'ignorance où l'on se trouve de l'origine exacte de la tumeur incluse.

CHAPITRE V

Pronostic.

Nous serons bref au sujet du pronostic : déjà, en effet, à propos de l'anatomie pathologique ou de la symptomatologie, nous avons fait entrevoir la gravité que présentent les tumeurs incluses ; — et dans un instant, quand nous nous occuperons du traitement, nous aurons l'occasion de faire connaître les résultats des divers modes d'intervention.

— Le pronostic des tumeurs incluses dépend de plusieurs facteurs qui sont :

1° *La marche* ;— 2° *la variété* de la tumeur ;— 3° *la difficulté du traitement.*

— *La marche* nous est connue : nous savons qu'elle est généralement progressive, — que la tumeur, par la compression qu'elle tend à exercer de plus en plus, compromet, supprime même les fonctions d'organes indispensables à la vie, — que, dans les cas où la mort n'arrive pas du fait de cette suppression, les malades, tourmentées par des douleurs intenses, traînent une existence misérable jusqu'au jour où elles succombent dans la cachexie et le marasme.

—*La variété de la tumeur* offre une importance pronostique dont nous devons tenir le plus grand compte : ce n'est pas en vain que les anciens ont distingué les tumeurs *bénignes* des tumeurs *malignes*, et cette distinction, essentiellement clinique, a subsisté malgré les efforts de l'École anatomique. Nous n'avons pas l'intention d'insister sur la différence qui sépare, au point de vue du pronostic, le carcinome ou le sarcome, du fibrome ou du lipome : cette question de pathologie générale, si intéressante qu'elle soit, ne saurait être examinée ici.— Mais ce que nous voulons mettre en relief, c'est ce fait qui se dégage clairement des recherches contemporaines les plus récentes : *les kystes de l'ovaire et les kystes paraovariens* (pour ceux qui, comme Terrillon, rapprochent ces deux sortes de productions) peuvent être considérés comme des tumeurs malignes, récidivant sur place et susceptibles de généralisation.

Souvent, dans le cas de kystes papillaires, les végétations internes tendent à se faire jour à l'extérieur, usant la paroi et l'enveloppe ligamentaire, infectant ainsi le péritoine où apparaissent des foyers néoplasiques. Goodell (*American Journal of Obstetrics*, 1888) a montré toute l'importance de cette effraction, qui assombrit singulièrement le pronostic.

Nous laissons à dessein de côté la troisième classe des tumeurs incluses (Voir le tableau [1]), pour lesquelles la mort est fatale à brève échéance.

Signalons la transformation rare, mais possible, des fibromes utérins en véritables sarcomes, ou en fibromes télangiectasiques, c'est-à-dire extrêmement vasculaires.

— Ces quelques considérations, que nous pourrions développer facilement, mais sans profit, suffisent, croyons-nous, à montrer l'influence considérable de la variété de la tumeur sur le pronostic des tumeurs incluses.

— Quant à la *difficulté du traitement*, nous pouvons dire, sans crainte d'être démenti, que ce point domine, en quelque sorte, l'étude du pronostic. Les développements dans lesquels nous allons entrer, dans le chapitre suivant, ne laisseront à cet égard subsister aucun doute.

---

[1] Tumeurs infiltrées sous forme de noyaux.

CHAPITRE VI

I. — Traitement des tumeurs incluses liquides.

Pas de traitement médical. — Ponction. — Extirpation. — Énucléation ou décortication. — Décortication complète : traitement de la plaie consécutive. — Décortication incomplète : fixation de la poche à la paroi abdominale et drainage. — Observations.

Inscrivons tout d'abord, en tête de ce chapitre, la proposition suivante, qui paraît être aujourd'hui l'expression de la vérité : *Le traitement médical des kystes est illusoire* ; — *La ponction simple et la ponction suivie d'injection iodée ne sauraient être considérées comme des moyens curatifs.*

Cette question est définitivement jugée, pour ce qui est des kystes de l'ovaire ; — quant aux kystes para-ovariens, Terrillon a parfaitement résumé, croyons-nous, l'opinion qui se dégage de faits cliniques très nombreux : « Si l'on tient compte de ces deux facteurs : d'une part, le temps insuffisant qui a séparé la ponction de la déclaration de guérison définitive dans un grand nombre de cas ; d'autre part, la facilité de la récidive constatée plusieurs fois, surtout quand le liquide est légèrement albumineux, nous pourrons conclure que la guérison après une simple ponction est l'exception et que la récidive est la règle. — L'injection iodée, qui n'a plus guère de partisans quand il s'agit du traitement des kystes ovariques, n'en a pas davantage quand il s'agit de celui des kystes para-ovariques ; une récente discussion à la Société de Chirurgie (1884) a donné la preuve de cette réprobation à propos d'un cas publié par M. Jeannel, dans lequel une

5

injection iodée pratiquée dans un kyste para-ovarien avait pro-
voqué des accidents graves.» — (Clinique chirurgicale, 1889).

Ainsi, dans la thérapeutique des tumeurs incluses liquides,
l'injection iodée doit être rejetée, et la ponction n'est qu'un
moyen palliatif.

Toutefois cette proposition ne doit pas être acceptée d'une façon
absolue. Il existe des cas bien avérés de guérison définitive des
kystes para-ovariens, uniloculaires, après la ponction simple. Tous
les auteurs ont rapporté des faits de ce genre. Or, le pronostic de
l'ovariotomie, dans le cas des kystes inclus (et nous n'avons en
vue en ce moment que les kystes qui n'ont pas encore contracté
des adhérences dangereuses), pour ne pas présenter une gravité
considérable, n'en est pas moins sérieux. — La ponction aseptique,
que, au contraire, ne présente aucun danger et, de plus, peut
donner à elle seule de bons résultats. — Dès lors, en présence
d'un kyste para-ovarien, une conduite prudente consistera à
pratiquer d'abord la ponction et à faire plus tard une ovariotomie, s'il y a récidive.

Ces réserves faites, nous dirons que, l'*extirpation* (par la voie
abdominale) est le véritable traitement rationnel des kystes inclus.

— L'ablation de ces tumeurs soulève des problèmes d'une
grande importance. Les difficultés opératoires varient suivant les
circonstances.

Pour la clarté de notre exposé, nous réunirons les cas cliniques en *trois groupes* distincts :

I. Au premier groupe appartiennent les faits les plus simples :
ici le chirurgien se trouve en présence d'un kyste *franchement
pédiculisé* ; dès lors, il doit se comporter, à l'égard de cette tumeur,
comme il se comporte dans le cours d'une ovariotomie normale,
c'est-à-dire lier le pédicule et sectionner au-dessus de la ligature.
Ces faits, comme on voit, n'offrent aucune particularité digne

d'être notée ; les observations en sont très nombreuses et se rapportent exclusivement à des kystes para-ovariens.

II. Le second groupe comprend les cas « dans lesquels, les ligaments larges étant incomplétement disséqués par le kyste, les parois de ces ligaments se trouvent encore appliquées l'une con-tre l'autre au-dessous de la tumeur ». — Kaltenbach, qui signale cette disposition (*Gynécologie opératoire*, 1885), pose en principe « que l'on doit extirper totalement une tumeur de ce genre après avoir placé une ligature en masse ».

Voici quel doit être le manuel opératoire : avec une aiguille de Deschamps, on réunit, en commençant par la partie du ligament qui correspond à la paroi du bassin, le ligament infundibulo-pelvien et les vaisseaux spermatiques, puis avec quatre ou six ligatures en masse on saisit la partie du ligament large qui con-fine à l'utérus. On éloigne le plus possible de la tumeur quelques-uns de ces fils ; les autres sont placés le plus près possible d'elle. Pour arriver à ce but, on saisit les extrémités de chaque fil et, les tendant fortement, on leur imprime des mouvements de scie et on les entraîne, soit vers la tumeur, soit dans une direction contraire. Les bandes de tissu, qui auront été saisies entre deux ligatures, seront ensuite isolées ; elles feront le pédicule le plus long possible. Généralement, dès que les parties latérales du liga-ment large sont libérées, les adhérences de la tumeur à l'utérus et au reste des ligaments larges deviennent plus lâches : on peut même les attirer, les transformer en bandelettes ; elles sont deve-nues un pédicule artificiel que l'on traite par la méthode intra-péritonéale ordinaire.

— Hégar a souvent eu recours au fer rouge combiné avec la ligature : il place les ligatures en masse le plus loin possible de la tumeur, puis saisissant le ligament au-dessus et à une distance suffisante des fils dans un petit cautéry-clamp, ou même avec une simple pince recouverte avec de la toile mouillée, il cautérise avec le thermo-cautère de Paquelin » (Hégar et Kaltenbach. *Gynéc. opératoire*, 1885).

— Les chirurgiens français emploient rarement ces procédés ; ils préfèrent la décortication à la pédiculisation de la tumeur ; du reste, ces deux modes d'intervention donnent également de bons résultats.

III. Le troisième groupe est le plus intéressant, c'est lui qui doit spécialement fixer notre attention : il est caractérisé par ce fait que *l'un des feuillets ou les deux feuillets du ligament large sont complètement déplissés jusqu'à leur base ;* la tumeur présente un segment plus ou moins considérable complètement extra-péritonéal.

— Deux grandes subdivisions s'imposent : nous devons, en effet, avec Terrillon (*Rev. de Chirurg.*, 1884), examiner les deux cas suivants :

1° *La tumeur incluse n'a pas de connexions intimes avec les organes voisins ;*

2° *La tumeur offre des connexions intimes avec les organes du bassin* (vessie, utérus, vaisseaux, etc., etc.).

1° *La tumeur n'a pas de connexions intimes avec les organes voisins.* — Ici, l'ablation du kyste *par décortication* doit être recherchée. Il s'agit d'ouvrir le ligament large et de séparer les deux feuillets qui recouvrent une partie de la tumeur ou la tumeur tout entière, de façon à pouvoir énucléer celle-ci.

L'ouverture du ligament large, et, par conséquent, la dissection de la tumeur, sera pratiquée tantôt en commençant du côté de l'utérus, tantôt du côté opposé, c'est-à-dire, par la fosse iliaque ou le mésentère. — Il est difficile de préciser quel est le meilleur procédé ; cependant, l'opérateur sera guidé plus particulièrement par les considérations à tirer de l'accès plus ou moins facile de l'une des régions indiquées. — On peut établir toutefois, que, dans un certain nombre de cas, il y aura avantage à agir d'abord du côté de l'utérus. Il existe là des vaisseaux volumineux qui souvent sont communs à l'utérus et au kyste ; on aura soin alors de saisir largement la base de l'aileron avec de fortes et longues pinces. Deux de ces pinces placées parallèlement au bord de l'utérus permettent d'éviter toute perte de sang et de placer la ligature sur les gros vaisseaux.

Ordinairement, la section des ligaments larges ouvre des vaisseaux veineux et artériels dilatés, contenus dans l'épaisseur de ces ligaments ; des pinces à forcipressure serviront à arrêter immédiatement l'hémorrhagie.

Une fois l'ouverture faite et les rapports exacts des parties reconnus, il est bon d'agrandir cette ouverture. Pour cela, on suit sur la surface de la tumeur incluse la direction ordinairement transversale de l'incision première, et on donne à cette nouvelle section une étendue aussi considérable que possible, en tournant autour d'un des pôles de la tumeur. — Souvent même, avant d'entreprendre aucune manœuvre de décortication, il sera utile de faire parcourir à l'incision toute la circonférence de la tumeur, de façon à détacher le péritoine sur un segment entier du kyste.

Dans la décortication, on agit avec d'autant plus de facilité que la tumeur est plus étendue et plus solidement fixée. Aussi, à moins de nécessité absolue, est-il indiqué de ne pas ponctionner le kyste, ou du moins de ne pas le vider complètement de son contenu et de laisser une petite quantité de liquide qui servira de point d'appui aux manœuvres de séparation.

Mais il est une précaution essentielle qu'il ne faut pas oublier, c'est de ne pas craindre de saisir la paroi du kyste, de façon à pouvoir la maintenir et la tendre continuellement avec force. Cette précaution, en donnant à la main qui tient le kyste une grande puissance et une grande sécurité, facilite beaucoup l'extraction ; d'autant plus qu'en tirant ainsi fortement sur la paroi on la décolle des parties environnantes et on détruit les adhérences qui l'unissent aux ligaments larges.

Pour séparer les parties enveloppantes, le meilleur instrument est l'extrémité des doigts, qui agissent de proche en proche en déchirant les tractus fibreux servant de lien d'union entre la tumeur et le péritoine épaissi.

— On a proposé d'employer des spatules, mais ces instruments peuvent faire des échappées qui produisent des déchirures, soit du kyste, soit du péritoine : ils sont ainsi la cause d'accidents plus ou moins sérieux. — Au lieu de spatules, quand les doigts ne suffisent pas, il est préférable de couper quelques adhérences avec des ciseaux courbes et mousses, en suivant bien exactement et bien prudemment la paroi du kyste.

— La description qui précède est empruntée à Terrillon (*Revue de Chirurgie et Clinique chirurgicale*) : la pratique recommandée par cet auteur nous paraît s'appliquer à la très grande majorité des faits.

— *Kœberlé* (Congrès français de chirurgie, 1886) se sert, pour obtenir la décortication, d'un artifice spécial : il saisit la poche avec une serviette en tissu souple qui lui permet de retenir plus facilement le kyste entre les doigts : puis il se sert d'une autre serviette pour tirailler les adhérences et les détacher avec soin du ligament large.

— *Pozzi* (*Traité de Gynécologie*, 1890) recommande le procédé suivant, pour l'ablation des kystes para-ovariens hyalins. « Quand on aura reconnu ces kystes à leur aspect, il faudra faire avec précaution un pli au péritoine qui les recouvre, l'inciser, introduire dans la boutonnière le doigt et détacher la séreuse dans une petite étendue; sur la surface ainsi rendue libre on enfoncera le trocart et on extraira le liquide. Le trocart retiré, l'orifice oblitéré par des pinces, on décolle plus largement le péritoine à la surface du kyste, on l'incise dans une étendue suffisante, et, par des tractions successives, aidées de l'action du doigt qui brise les liens cellulaires on extrait la totalité de la poche. On place, au fur et à mesure, des pinces sur les vaisseaux qu donnent». — Si la poche a été rendue adhérente par une inflammation, l'opération est plus difficile. Pozzi, s'étant trouvé deux fois aux prises avec des cas de ce genre, n'a pu terminer l'ablation du kyste que par la manœuvre qu'il décrit ainsi : « Incision large de la poche, fixation des lèvres de la plaie avec une couronne de pinces, confiées à un aide ; introduction de la main gauche dans l'intérieur du kyste, de manière à se rendre un compte exact de ses connexions, et à aider, du dedans, les efforts de décortication de la main droite agissant au dehors, sous le péritoine. Une règle très importante est de procéder méthodiquement, avec suite, de ne pas disséminer ses efforts en abandonnant l'endroit par lequel on a commencé la décortication ».

— Pendant la décortication, il arrive souvent que l'on ne rencontre qu'une petite quantité de vaisseaux : l'ablation totale est alors simple, parfaite, ne donne pas de perte de sang considérable : quelquefois, au contraire, l'adhérence est plus intime, et on déchire de grosses veines situées profondément du côté de l'utérus et du vagin. La ligature en est souvent difficile et périlleuse.

Après la décortication, le chirurgien se trouve en présence d'une plaie dont les bords sont constitués par les débris du ligament large. Cette plaie communique directement avec la cavité péritonéale ; elle est sanguinolente, et par conséquent capable de fournir une quantité plus ou moins considérable de liquide. Supposons que celui-ci devienne septique, et nous comprenons tout de suite l'apparition, à bref délai, d'accidents graves de péritonite qui entraînent la mort de la malade. La conduite à tenir, dans cette circonstance, varie suivant les cas :

A. Si la surface de la plaie est peu étendue, en profondeur et en largeur, et si l'on est sûr que l'opération a été faite d'une façon aseptique, on peut laisser les choses en l'état ; le suintement sanguin sera facilement absorbé par le péritoine ; l'infection n'aura pas lieu. Pozzi, Terrillon, ont vu des cas semblables où la guérison a été complète en peu de temps.

B. Mais, comme la plus légère faute contre l'antisepsie est facile à commettre et suffit pour amener la mort, ou tout au moins pour provoquer des accidents de suppuration dont la durée ne peut être limitée, il nous semble préférable, même dans les cas que nous venons d'examiner, de traiter la plaie résultant de la décortication ; *a fortiori*, devons-nous intervenir lorsque nous aurons affaire à une surface étendue en largeur à bords irréguliers et déchiquetés.

a) Si les lambeaux du ligament large ont une longueur suffisante, on les réunit en un paquet sur lequel est appliquée une double ligature analogue à celle des pédicules kystiques ; on aura soin de réséquer les parties antérieures à cette ligature, et le moignon ainsi constitué sera abandonné dans l'abdomen.

b) On peut aussi supprimer la surface saignante en réunissant aussi exactement que possible les bords de la solution de continuité du péritoine au moyen de sutures au catgut ou à la soie très fine. — Cette méthode n'a que l'inconvénient de prolonger beaucoup la durée de l'opération. Les ligatures sont parfaitement tolérées quand le catgut et la soie sont aseptiques.

Dans l'un ou l'autre procédé, la plaie opératoire se trouve parfaitement isolée de la grande cavité péritonéale.

C. Si le kyste plonge dans la base du ligament large et vient se mettre en rapport avec le vagin, en refoulant même la paroi de cet organe, il existe, après la décortication une véritable poche anfractueuse et profonde ; dans ce cas, on aura beau réséquer le ligament large, la cavité sera, par ce fait, amoindrie, mais non comblée ; la partie déclive formera un cul-de-sac dangereux.

La thérapeutique diffère de ce que nous avons vu jusqu'ici.

a) Un procédé très rationnel, puisqu'il donne facilement issue au liquide, est le *drainage simple* ; le drainage se pratique, soit *par l'abdomen,* — soit *par le vagin.*

Dans le premier cas (*drainage abdominal*), un drain volumineux est disposé de façon à plonger entièrement dans le bassin, son extrémité inférieure étant en contact avec la partie saignante du péritoine, l'autre sortant par l'angle inférieur de la plaie extérieure. Ce tube est provisoire, on l'enlève ordinairement après deux ou trois jours, aussitôt qu'on s'est assuré qu'il ne sort plus de liquide par son orifice (Terrillon).

Dans le second cas (*drainage vaginal*), le tube traverse le cul-de-sac vaginal pour sortir par le vagin ; l'écoulement des liquides se fait ainsi très facilement par la partie déclive du cul-de-sac péritonéal. La durée de ce drainage est variable, cependant la plupart des chirurgiens qui y ont eu recours l'ont supprimé au bout de quelques jours, après s'être assurés que la plaie péritonéale ne donnait plus de liquide.

— Si simple que soit l'application du drainage, cette méthode soulève des objections sérieuses : dans le drainage abdominal, une précaution indispensable que l'on doit prendre consiste à préserver l'orifice du tube de tout contact avec l'extérieur, dans la crainte d'introduire des matières septiques dans le péritoine ; il existe, ici, un danger spécial, car il est souvent difficile à cause du voisinage du pubis et de la racine des cuisses, dont les mouvements déplacent souvent le pansement, d'obtenir une protection absolue de la plaie de l'abdomen.

— Le drainage vaginal offre un inconvénient grave, qui est de laisser la cavité péritonéale en communication avec le vagin par l'intermédiaire du tube.

— Pour toutes ces raisons, il nous semble préférable, dans les cas qui nous occupent maintenant, de délaisser la pratique du *drainage simple* et de lui substituer un nouveau mode d'intervention qu'il nous reste à décrire.

b) Les chirurgiens ont cherché à séparer complètement de la cavité péritonéale la plaie opératoire et à traiter cette plaie en dehors de la séreuse.

Pour atteindre ce double but, 1° on soude les bords de la plaie du ligament large à la paroi abdominale ; on obtient ainsi une véritable bourse dont l'ouverture est située supérieurement et communique avec l'extérieur ; 2° on favorise l'oblitération progressive de la cavité ainsi formée, en se mettant à l'abri des accidents dus à la suppuration et à la résorption des liquides.

Pour mener à bien ce second temps de l'opération, plusieurs moyens sont à notre disposition.

Péan (Thèse de Urdy, 1874) s'est bien trouvé du drainage *abdomino-vaginal ;* on lira plus loin l'observation rapportée *in extenso.*

D'autres auteurs recommandent le drainage simplement *vaginal* qui permet un écoulement facile des liquides et des lavages anti- septiques répétés. — Ce procédé donne de bons résultats.

Martin emploie le drainage vaginal, suture la poche du côté du péritoine et ferme complètement la plaie abdominale. Le drainage vaginal présente cependant quelques dangers. Dans un cas malheureux de Bardenauer, la perforation du cul-de-sac amena l'ouverture d'une grosse veine, d'où hémorrhagie mortelle.

Enfin, *Mikulitz, Terrillon* (*Ann. de Gyn.*, 1887), etc., se propo- sent d'empêcher toute septicité de la poche et de favoriser sa fer- meture par la cicatrisation allant du fond vers l'ouverture abdomi- nale sans toucher à la partie déclive. Pour cela, ils bourrent la cavité avec des bandelettes de gaze iodoformée. Ces bandelettes doivent seulement remplir le vide qui reste entre les deux parois, mais sans presser sur ces parois : — La gaze iodoformée, très poreuse, constitue un moyen de drainage puissant qui amène au dehors le liquide sécrété par la poche ; en même temps, elle empêche toute infection de ces produits. Bientôt la poche ne tarde pas à se rétrécir de bas en haut, et l'on voit des cavités très étendues se combler entièrement dans l'espace de vingt à vingt-cinq jours. — On n'a plus alors qu'à obtenir l'obturation de la plaie abdominale, qui a été maintenue béante tant que la cicatrisation profonde n'était pas établie : ceci demande cinq à dix jours encore.

2° *La tumeur offre des connexions intimes avec les organes du bassin*. — A propos de l'anatomie pathologique, nous avons vu qu'il peut y avoir *continuité de tissu* entre une tumeur incluse et les parties voisines. C'est ainsi que la vessie, l'uretère, l'utérus, le rectum, l'intestin grêle lui-même, les vaisseaux iliaques, peuvent être en contact très intime avec un kyste inclus. En général, de pareilles connexions se rencontrent lorsque la tumeur est déjà volumineuse, et surtout quand la maladie est ancienne.

Nous avons maintenant à indiquer le traitement qui convient à ces cas très graves.

— La thérapeutique rationnelle consiste, évidemment, à enlever complètement la tumeur. Or, dans certaines circonstances, qu'on ne saurait, du reste, déterminer qu'au cours de l'opération, il est possible d'arriver à ce but. En effet, dans les faits que nous examinons, on peut établir des degrés. Tantôt, les adhérences, quoique très serrées et très vasculaires, permettent la séparation de la tumeur d'avec les feuillets qui la recouvrent : nous ne dirons pas que cette séparation est aisée, mais en somme elle est possible, et un chirurgien habile, s'armant de beaucoup de patience, peut espérer réussir dans ces conditions défectueuses .

— Tantôt, au contraire, l'isolement du kyste est absolument impossible à obtenir, quoi qu'on fasse et quelle que soit la valeur de l'opérateur.

— Entre ces deux cas extrêmes, il y a place pour bien des cas intermédiaires, et l'on conçoit que, devant une même malade, un chirurgien entreprenne une ablation totale, un autre se borne à conseiller une opération incomplète.

Kaltenbach lève la difficulté en s'arrêtant toujours à ce dernier parti.

Terrier (Soc. de Chir., 1883) soutient que l'on doit avant tout poursuivre l'ablation totale, quitte à s'arrêter en face d'obstacles insurmontables.

— Nous n'avons garde de nous ranger de tel ou tel côté dans un pareil débat; nous nous bornerons à résumer les détails techniques, les avantages et les inconvénients de chaque manière de faire.

Ablation totale. — Si l'on se décide pour l'ablation totale, c'est, encore ici, à la *décortication* du kyste que l'on aura recours.

Pour pratiquer cette décortication, on pourra employer le procédé indiqué par Terrillon, que nous avons décrit dans tous ses détails; mais il faut bien se pénétrer de cette idée, que, le plus souvent, le doigt ne suffira pas pour séparer les tissus, et qu'il sera prudent de sectionner les adhérences avec un instrument tranchant et entre deux ligatures.

Terrier (Soc. de Chir., 1883) pense que, pour cette décortication, on ne saurait recommander une méthode générale et que la conduite à tenir doit varier selon les circonstances; les observations de cet auteur, que l'on trouvera plus loin, donnent une notion exacte des différentes éventualités en présence desquelles on peut se trouver.

— « L'hémostase définitive, dit Pozzi, sera obtenue, soit par des ligatures, soit par des sutures en surjet au catgut qu'il faut passer très superficiellement sur toute la surface de la plaie saignante pour éviter de blesser des vaisseaux profonds. La compression temporaire avec des compresses éponges, l'attouchement au thermo-cautère, pourront avoir raison des suintements capillaires persistants. Si ces moyens ne réussissaient pas, je préférerais le tamponnement du péritoine avec de la gaze iodoformée à la forcipressure à demeure, avec réunion des pinces dans l'angle inférieur de la plaie. »

— La décortication terminée, on traitera la plaie qui en résulte comme nous l'avons indiqué pour les cas plus simples.

— La décortication complète a l'avantage d'enlever tout le mal, et, à ce point de vue, elle constitue une opération idéale. Mais c'est aussi une opération laborieuse, de longue durée, et cette durée entre forcément en ligne de compte dans le pronostic; de plus, elle est dangereuse, à cause de la blessure possible d'organes importants (vessie, uretère, etc.). — Malgré les perfectionnements de notre outillage hémostatique, l'hémorrhagie est parfois difficile à arrêter. — La mort peut survenir sur la table d'opération, ou quelques jours après l'intervention à cause de l'intensité du *choc* que l'anesthésie chloroformique est impuissante à conjurer. — Enfin, il est arrivé à plusieurs chirurgiens de commencer la décortication sans pouvoir la pousser jusqu'au bout. Mais alors les conditions étaient moins favorables que si, dès le début, on avait assuré par le drainage l'écoulement des liquides. On eût ainsi évité ces dissections intra-abdominales qui laissent des plaies saignantes, et peuvent être le point de départ, soit de la septicémie, soit de phlegmons tardifs.

Opérations incomplètes. — Les opérations incomplètes ont été pratiquées depuis que l'ovariotomie normale est entrée définitivement dans le domaine de la chirurgie courante. Dans un certain nombre de cas, en effet, les chirurgiens furent obligés de s'arrêter pendant le cours d'une ovariotomie et forcés de prendre un parti pour terminer l'acte opératoire.

Les procédés suivis furent d'ailleurs assez divers (Terrier. *Rev. de chirurgie*, 1881).

— Tantôt on se contenta de refermer la cavité abdominale, après avoir détruit quelques adhérences, lié quelques vaisseaux; ce qui, pour Spencer Wells, permet de différencier une simple incision exploratrice d'une opération incomplète d'ovariotomie.

— Tantôt le kyste ou les poches kystiques furent ponctionnées, puis on referma la cavité abdominale.

Poussant l'opération plus loin, certains chirurgiens s'efforcèrent d'enlever la plus grande partie de la masse morbide, puis refer-mèrent la cavité abdominale, laissant le reste de la tumeur dans le ventre.

Enfin, d'autres encore rassemblèrent les parties restantes du kyste et en formèrent tant bien que mal une sorte de pédicule qu'ils attirèrent et fixèrent à l'extérieur, comme un pédicule ordinaire.

Tous ces procédés ont un défaut capital (Terrier) : c'est que, l'opération étant suivie de guérison, ce qui est déjà fort heu-reux, les choses se trouvent absolument dans le même état qu'avant l'intervention ; le kyste tend de nouveau à se dévelop-per, et l'intervention n'a guère eu plus d'effet, au moins théori-quement, qu'une incision exploratrice. Donc nous devons les rejeter.

— Dans l'étude des opérations incomplètes, il faut distinguer deux circonstances différentes (Terrillon).

a) Dans l'une, la dissection de la tumeur a été assez avancée pour qu'une partie seulement reste adhérente aux organes pel-viens. Comme il ne serait pas prudent de chercher à rompre quand même ces adhérences trop tenaces, ni d'enlever l'organe (utérus et vessie, etc.), certains chirurgiens (Tillaux, Tédenat) ne craignent pas de laisser en place un morceau de la paroi de la tumeur. Cette partie est abandonnée dans l'abdomen après cautérisation au fer rouge. Mais cette circonstance, relativement favorable, se rencontre rarement ; on en trouvera plus loin un exemple.

b) Dans l'autre, on est obligé de laisser dans le ventre une portion plus ou moins considérable du kyste ; ce sont les cas les plus ordinaires. — La conduite à tenir est simple : il faut profiter en quelque sorte de l'incision faite à la paroi abdominale pour disposer les choses de telle façon que la cavité kystique puisse être facilement accessible aux agents modificateurs. — On obtient ce résultat en soudant les bords de la partie restante du kyste aux bords de l'incision abdominale aussi exactement que possible, et en facilitant l'écoulement des liquides purulents qui pourraient être produits ; c'est le principe qui a guidé Clay, Spencer Wells et Péan dans leurs opérations déjà anciennes ; ce dernier chirurgien a dénommé cette méthode *Méthode de suppuration* (Voir Thèse Urdy. Paris, 1874).

— La technique opératoire varie suivant les auteurs : nous indiquerons la manière de faire de *Schrœder*, de *Pozzi* et de *Terrillon*.

Schrœder (cité par Kaltenbach) attire en avant des téguments abdominaux le kyste qu'il a préalablement vidé. Il le sectionne en un point pauvre en vaisseaux ou bien il en excise un fragment. Cela fait, en partant de ce point, il suture dans la plaie abdominale la partie du kyste développée dans le tissu sous-séreux. Si les parois du sac sont très vasculaires, on ne les sectionne qu'après les avoir suturées. — Il peut arriver que la circonférence de l'incision du kyste soit plus grande que celle de la plaie abdominale; dans ce cas, l'affrontement ne peut se faire que si on rétablit l'égalité entre les dimensions de chacune d'elles. Pour obtenir ce résultat, il suffit de faire plusieurs petits plis aux parois du kyste; ou bien on adopte la conduite suivante : après avoir bien étendu la paroi du kyste au niveau de l'angle inférieur et des parties latérales de la plaie abdominale, on fait une suture bien régulière. Arrivé à l'angle supérieur de la plaie, si la paroi du kyste est beaucoup trop longue, on fait en ce point, mais en ce point seulement, un pli très étendu qui rétablisse l'égalité entre la longueur de l'incision faite et la paroi du kyste et à celle de la plaie abdominale ; les lèvres de ce pli doivent être suturées l'une avec l'autre.

On termine en passant un drain faisant communiquer le fond du sac avec le vagin par le cul-de-sac postérieur.

— *Pozzi* ne fait pas traverser le vagin par le drain : il se contente de drainer le fond du sac par la paroi abdominale ; c'est aussi la pratique de Müller. « Avant de procéder à la fixation de la poche dans la paroi abdominale, on commencera par fermer toute la portion supérieure de celle-ci, en ne laissant libre à son angle inférieur que l'espace jugé nécessaire pour l'accomplissement de la manœuvre. La poche ouverte est maintenue relevée au-dessus du ventre par un aide; à l'aide de pinces, si cela est nécessaire, on y ménage un ou deux grands plis, dont on assure la permanence par un point de suture. Puis, on assujettit le pourtour de la poche modérément tendue, en passant, en couronne, une série de points de suture à la soie forte, qui traversent toute l'épaisseur de la poche et toute celle des parois abdominales, à deux centimètres des bords de la plaie. Chaque point doit être immédiatement tangent à son voisin. On fait ensuite une deuxième rangée de points de suture superficiels réunissant la peau seule à la poche; on nettoie soigneusement son intérieur en enlevant toutes les végétations, tout le revêtement muqueux ; on la lave au sublimé, puis on y place un gros drain percé seulement de deux trous à sa partie inférieure, et autour duquel on tasse doucement de la gaze iodoformée». Ce procédé, qui crée au-devant du pubis une poche quelque peu comparable à celle des sarigues, a reçu pour cette raison, de quelques auteurs américains, le nom expressif de *Marsupialisation* (Pozzi, *Traité de Gynécologie*, 1890).

— *Terrillon* (*Clinique chirurgicale*, 1889), dans le cas de kyste para-ovarien, suture avec le crin de Florence les bords de la poche avec la plaie abdominale de façon à adosser les séreuses. — Pour favoriser la réduction des parois de la poche, on pourra employer le procédé indiqué plus haut pour les poches saignantes formées par les débris du ligament large : (drainage avec un tube ou drainage avec la gaze iodoformée). *Terrillon* préfère, à cause de la simplicité des parois de la poche et de son oblitération rapide, le *drainage abdomino-vaginal*, quand le kyste inclus descend très bas dans le bassin et se met en contact immédiat avec le cul-de-sac vaginal. Lorsque cette dernière condition est remplie, on n'a pas à craindre de perforer les vaisseaux volumineux du bassin, en passant le tube à drainage.

— Dans un article très remarquable paru dans la *Revue de chirurgie*, 1881, Terrier étudie les résultats que donne l'ablation incomplète des kystes de l'ovaire, et formule les conclusions suivantes :

1° Les opérations incomplètes terminées par ouverture du kyste, suture de ses parois à la plaie abdominale et drainage, donnent des résultats fort différents selon la nature de la tumeur kystique.

2° Lorsque le kyste est *uniloculaire*, — tels sont les kystes séreux du ligament large et les kystes dermoïdes, — le résultat peut être excellent, et la cavité kystique finit par se combler entièrement.

3° Le même résultat est peut-être possible dans certains kystes uniloculaires au point de vue clinique, mais qui ne sont autres que des kystes multiloculaires pour les anatomo-pathologistes.

4° Quand le kyste est *multiloculaire*, lorsque les parois kystiques offrent des végétations, les résultats sont très médiocres. La tumeur tend incessamment à récidiver, la fistule abdominale persiste indéfiniment, enfin la suppuration interminable expose à la septicémie chronique et à l'épuisement :

5° Notons enfin, et cela dans les cas de kystes uni ou multiloculaires, la possibilité du développement rapide d'une tumeur préexistante sur l'ovaire qui n'a pas été touché et dont l'état n'a pu être vérifié au moment de l'opération.

— Un point très important dans l'appréciation de la méthode d'ablation incomplète des kystes inclus consiste dans la distinction qu'il faut établir entre le résultat immédiat et le résultat définitif, ou, si l'on veut, entre le résultat opératoire et le résultat thérapeutique : pour se prononcer à cet égard, dit Terrier, on doit attendre quelquefois longtemps.

4

— Les conclusions qui précèdent sont encore vraies à l'heure actuelle : cependant, il existe des cas précis de kystes franchement multiloculaires à propos desquels on a pu noter une heureuse terminaison à la suite de l'ablation incomplète : on en trouvera plus loin des exemples. — Le 18 juin 1890, à la Société de chirurgie, Terrillon, résumant toutes ses statistiques antérieures, déclare que quatorze opérations incomplètes ont donné des résultats satisfaisants.

— Ajoutons que l'ablation incomplète est relativement facile, surtout si on la compare à la décortication ; la durée de l'opération est moins longue, les chances de mort rapide sont moindres que dans cette dernière méthode : ces considérations, qui ont bien leur valeur, ne sauraient être sérieusement contestées.

OBSERVATIONS.

Nous avons groupé nos observations en deux catégories :

Dans la première, nous avons rangé tous les faits dans lesquels l'opération a été *complète*, — *la seconde* comprend les cas où l'opération a été *incomplète*.

OPÉRATION COMPLÈTE.

PREMIÈRE OBSERVATION.

(Recueillie par M. Lassalle).

Kyste papillaire de l'ovaire gauche inclus dans le ligament large. — Énucléation complète. — Suture de la loge intra-ligamenteuse. — Drainage vaginal. — Guérison.

Jeanne P..., âgée de 45 ans, demeurant à Arles, tempérament lymphatique, constitution forte. Réglée à 14 ans, régulièrement ; trois accouchements normaux à 23, 25, 29 ans. Pas de maladie. En 1885, au mois d'octobre, la malade commença à éprouver quelques vagues douleurs dans le bas-ventre. A la suite d'un violent effort pour soulever un sac de blé, le 8 février 1886, vives douleurs abdomino-pelviennes qui obligèrent la malade à garder le lit pendant dix jours. A ce moment, une tumeur fut constatée à la partie inférieure du ventre. Elle a augmenté rapidement de volume dans ces trois derniers mois.

4 novembre 1886. M. Tédenat trouve la malade dans l'état suivant: amaigrie, pâle, facies tiré. Pesanteur dans le bas-ventre et les lombes. Mictions fréquentes (12 à 15 fois par 24 heures). Tumeur remontant au niveau de l'ombilic, occupant surtout le côté gauche ; un tiers de la tumeur est situé à droite de la ligne médiane. L'utérus est refoulé à droite ; on sent la tumeur vaguement dans le cul-de-sac latéral gauche. Fluctuation franche. Matité.

Diagnostic. — Kyste de l'ovaire inclus dans le ligament large. — Après le traitement préparatoire qu'il emploie généralement, bain sublimé, purgatif salin, lavement, injections vaginales antiseptiques, M. Tédenat pratique l'opération le 8 novembre 1886.

Toilette antiseptique. Injection de morphine et atropine. Chloroforme. Incision de 10 centim. Ouverture du péritoine. Pas d'ascite. La tumeur paraît rosée, vaguement fibrillée dans le sens transversal. Quelques adhérences à la paroi antérieure sont rompues sur le côté gauche de la tumeur. La main gauche passée en arrière trouve la tumeur fixée dans son ensemble. La tumeur est incluse. Avec les ciseaux, le péritoine et le ligament sont déchirés transversalement à la partie antérieure de la tumeur; décollement des lèvres de la déchirure, sur lesquelles sont appliquées pour les maintenir deux pinces à forcipressure. Ponction du kyste fixé et attiré au dehors par deux pinces à kyste de Nélaton ; trois à quatre litres de liquide visqueux brunâtre. Traction sur la poche ; déchirure progressive de la capsule ligamenteuse, qui est décollée péniblement de la poche kystique. Suintement sanguin assez abondant, malgré les pinces à forcipressure et plusieurs ligatures. Le kyste adhère peu à l'utérus ; il adhère à la face postéro-latérale de la vessie ; le décollement s'effectue pourtant sans trop de difficultés. Ablation de la totalité de la poche. Les deux feuillets du ligament large sont dressés et appliqués l'un contre l'autre, et M. Tédenat essaye de les réunir en pédicule ligaturable. Il y renonce à cause de la largeur et par crainte de produire des déchirures hémorrhagipares. Il se décide à suturer les deux feuillets après avoir mis un drain faisant communiquer la poche ligamentaire avec le vagin. Pour cela, lavage boriqué abondant de l'espace intra-ligamentaire ; désinfection du vagin avec une solution de sublimé à 1/2,000, perforation du cul-de-sac postérieur avec le trocart de Larayenne, tube en T. Suture en capitonnage bas placée sur les deux feuillets du ligament large, dix points de suture au-dessus.— Lavage par le drain, qui fonctionne bien. Insufflation de poudre d'iodoforme et acide borique dans le vagin. Gaze iodoformée autour du tube, dans le vagin et à la vulve. Cautérisation au thermo-cautère rouge sombre des bords libres frangés des ligaments larges. — Lavage péritonéal avec de l'eau salée chaude. Suture de la paroi, pansement antiseptique sec. L'opération a duré près d'une heure.

Potion avec 3 centigr. de morphine et 1 milligr. de sulfate d'atropine, champagne glacé.

9. Pas de vomissements, pas de douleurs. T. 38°,1 ; P. 100 ; facies bon ; urine 800 gram. dans les vingt-quatre heures.

10. La malade a vomi deux fois hier soir. T. 37°,6 ; P. 95. État général bon, quelques coliques.

12. L'état général est bon — Lavage par le drain avec de l'eau boriquée sous une pression de 20 centim.; l'eau retourne rapidement claire. Gaze iodoformée dans le vagin. Soir, T. 38°,5 ; P. 110.

15. Nouveau lavage, pas de suppuration, pas de fétidité, le liquide retourne propre après le premier quart de litre. T. 37°,8 ; P. 80.

Depuis trois jours, la malade prend du lait.

19. Coliques vives annonçant les règles, au dire de la malade. — Lavage par le drain, liquide rosé sans odeur. T. 38°,4 ; P. 100.

20. Règles arrivées trois jours avant l'époque régulière. T. 38°,9 ; P. 110.

22. Règle arrêtées. T. 37°,3 ; P. 80. Sutures enlevées, réunion parfaite. Ventre indolore à une pression modérée.

23. Lavage par le tube vaginal, liquide clair, sans odeur.

29. Drain enlevé après lavage. Injection antiseptique vaginale. La malade ne souffre pas et a excellent appétit. Tampon vaginal avec de la gaze iodoformée.

3 décembre. Sécrétion légère, inodore, dans le vagin qui est irrigué avec une solution phéniquée à 2 %, tamponnement iodoformé.

8. Lavage du vagin. Oblitération du trajet du drain. Guérison complète.

Dans cette observation, le diagnostic de kyste inclus a été parfaitement posé avant l'opération : en effet, les phénomènes observés du côté de la miction, les douleurs abdomino-pelviennes, et surtout les signes physiques (tumeur occupant dans sa plus grande partie le côté gauche du ventre, — tumeur perceptible par le cul-de sac gauche), ne permettaient pas d'hésiter longtemps.

— Signalons aussi l'augmentation rapide du volume de la tumeur dans l'espace de trois mois et l'altération consécutive de l'état général de la malade.

— Au cours de l'énucléation, le suintement sanguin a été assez abondant, et l'hémorrhagie aurait pu avoir des conséquences sérieuses, si M. Tédenat avait poursuivi quand même la pédiculisation du ligament large. Il était dès lors rationnel, aussi bien pour éviter l'hémorrhagie que pour donner facilement issue aux liquides contenus dans la poche opératoire, de suturer simplement les deux feuillets péritonéaux et de drainer : le drainage vaginal a été employé à cause de la profondeur à laquelle il a fallu pénétrer pour achever la décortication.

— Notons enfin un point quelque peu spécial, que M. Tédenat a eu l'occasion d'observer chez quelques-unes de ses ovariotomi-ées : nous voulons parler de l'élévation de la température, coïncidant avec la menstruation et disparaissant avec celle-ci.

OBSERVATION II.

(Inédite, recueillie par M. Lassalle).

Kyste papillaire de l'ovaire gauche inclus dans le ligament large — Énucléation complète. — Suture de la cavité intra-ligamenteuse à la plaie abdominale. — Guérison.

Marie O..., âgée de 49 ans, est adressée par M. le Dr Urpar à M. Tédenat le 6 juin 1888. Cette femme est fortement constituée et a toujours eu une bonne santé. Réglée à 13 ans, toujours régulièrement. Ménopause à 45 ans. Trois accouchements (23 ans, 26 ans, 32 ans) normaux. Son ventre a commencé à grossir dans les premiers mois de l'année 1886. Depuis huit ou dix mois, elle éprouve de la pesanteur dans le bas-ventre, quelques douleurs dans le membre inférieur gauche, des besoins fréquents d'uriner. Elle a notablement maigri.

La tumeur remonte jusqu'à l'ombilic, est peu mobile et occupe le milieu du ventre. Elle est lisse et fluctue régulièrement dans toute son étendue. Utérus attiré en haut et porté à droite. Les mouvements imprimés à la tumeur, qui n'est pas sensible au toucher vaginal, se communiquent facilement à l'utérus. Par le cathétérisme, la vessie paraît allongée dans le sens vertical.

Opération faite le 9 juin 1888. Purgatif la veille. Toilette aseptique minutieuse de la région abdominale. Anesthésie chloroformique après injection morphine et atropine. Incision médiane de 10 centim. Ouverture du péritoine épaissi et adhérent à la tumeur. Un fil fixateur est placé sur chaque lèvre de la plaie. La tumeur apparaît rosée et comme finement fasciculée. La main gauche passée en haut et en arrière ne parvient pas à une exploration suffisante des rapports de la tumeur avec l'utérus. Ayant de valables raisons pour croire à l'inclusion, M. Tédenat déchire, avec la pointe des ciseaux fermés, les plans superficiels de la tumeur; il ne tarde pas à arriver sur une membrane grise qui doit être le véritable kyste. Élargissement de la déchirure faite sur le ligament large, fixation de chaque lèvre avec des pinces à forcipressure. Ponction de la tumeur d'où s'écoulent 5 litres environ d'un liquide chocolat clair. Toute la masse est attirée au dehors. A ce moment paraît le bord supérieur du ligament large, laissant voir un paquet vasculaire allant transversalement de la corne utérine à tumeur. Une grande pince à hystérectomie est appliquée de haut en bas pour étreindre ces vaisseaux et les vaisseaux venant de l'artère utérine. Décortication pénible, nécessitant l'application de plusieurs pinces de Kocher prenant en bandes les lambeaux. Quelques adhérences peu solides avec la vessie. Quand l'énucléation est terminée, il se fait dans la cavité intra-ligamentaire une rosée sanguine assez abondante. Pour l'arrêter, M. Tédenat irrigue à l'eau salée chaude, puis bourre la cavité avec un bloc de flanelle aseptisée par le bouillissage dans l'eau salée. Les lambeaux sont régularisés, serrés en bourse dans une grande pince qui attire le collet de la bourse au niveau de la partie inférieure de la plaie abdominale. Huit points de suture placés de haut en bas. Suture du collet de la bourse intra-ligamenteuse avec chacune des lèvres de la plaie de la paroi abdominale (extrémité inférieure).

Le bloc de flanelle remplissant la cavité intra-ligamentaire est enlevé; il a rempli son but hémostatique; il est remplacé par un drain de gaze iodoformée.—Pansement ordinaire (iodoforme. Coton hydrophile bouilli).

10 juin. La malade a vomi deux fois hier dans l'après-midi ; elle a éprouvé quelques légères coliques cette nuit. Ce matin, le facies est calme, le pouls à 100, la température à 37°,9. Urine 800 gram. dans les vingt-quatre heures écoulées depuis l'opération. Pas de suintement à la plaie.— Journée bonne, sans nausées, sans vomissements. T. 37°,6; P. 100.

11. La malade est bien. T. 37°,4 matin ; 37°,8 soir. Pouls 100 A pris, plusieurs fois dans la journée, un peu de lait glacé.

12. La malade est bien, ne souffre pas. Lait glacé. T. 37°,4 ; 37°,9. Pouls 96, 104. Drain de gaze remplacé, sécrétion insignifiante de la poche intra-ligamentaire qui n'est pas irriguée.

16. Amélioration continue, pas de fièvre. Gaze changée ; la cavité diminue à vue d'œil.

22. Ablation des points de suture. Réunion parfaite. Petit drain de gaze iodoformée dans la partie inférieure de la plaie.

8 juillet. Cicatrisation complète.

Ce cas est remarquable par la rapidité avec laquelle la cavité intra-ligamentaire s'est comblée et aussi par l'absence de toute sécrétion purulente. Un fait semblable vient de se produire (avril 1891) chez une malade opérée à la villa Fournier par M. Tédenat.

OBSERVATION III.

(Recueillie par M. VIEU dans le service de M. TÉDENAT à l'Hôpital Suburbain de Montpellier).

Kyste papillaire de l'ovaire droit inclus dans le ligament large. — Énucléation complète. — Pédiculisation et ligature du ligament large. — Guérison.

Le 7 mars 1890, entre salle Desault, n° 14, la nommée G..., Louise, âgée de 39 ans, habitant Cette. Santé générale bonne ; réglée à 16 ans. Menstruation régulière, abondante pendant trois jours.

Premier accouchement facile à 24 ans ; deuxième à 26 ans. Avortement à deux mois en 1878, à la suite duquel métrorrhagies tous les quinze jours durant chaque fois trois ou quatre jours ; elles ont duré un an. Depuis, la menstruation est devenue régulière.

Il y a un an, la malade s'est aperçue que son ventre grossissait rapidement ; elle éprouvait des douleurs sacro-lombaires rendant la marche pénible. On sent une tumeur arrondie occupant le côté droit du ventre, dépassant de cinq travers de doigt la ligne médiane. La tumeur remonte jusqu'à l'ombilic, est tendue, imparfaitement fluctuante, peu mobile. Pas d'ascite. Par l'exploration combinée, on sent l'utérus refoulé à gauche et en arrière, peu mobile. Dans le cul-de-sac latéral droit, le doigt perçoit vaguement la tumeur. M. Tédenat, pense que le kyste ovarien est inclus dans le ligament large. Urine 1,225 gram., acide, sans sucre, sans albumine, avec 8^{gr},6 d'urée. — Bain au sublimé. Purgatif salin.

8. Opération faite avec toutes les précautions antiseptiques. Incision de 10 centim. Pas de liquide ascitique. La tumeur paraît rosée, sans adhérences à la paroi abdominale antérieure ; la main, introduite par-dessus et en arrière pour tirer un peu la tumeur en avant, déplace l'utérus. Le revêtement rosé de la tumeur prend alors un aspect légèrement fasciculé ; l'inclusion intra-ligamentaire est incontestable. M. Tédenat fait une incision superficielle, ne pénétrant pas dans la poche, sur la partie antéro-supérieure de la tumeur ; les deux lèvres de l'incision sont décollées sur une largeur de 3 centim. environ et prises dans des pinces de Kocher, deux sur chaque lèvre de l'incision. Ponction du kyste avec le trocart de Spencer Wells ; il s'écoule trois litres de liquide séreux, jaune foncé. Deux pinces de Nélaton sont appliquées au niveau de l'orifice de ponction et servent à attirer la poche vide en dehors de la cavité abdominale. Décortication lente et pénible. Cinq ligatures sont placées sur deux petits paquets vasculaires. Le ligament large peut être ramassé en pédicule sur lequel est jetée une forte ligature, au-dessus de laquelle la section est faite avec le thermo-cautère. Lavage de la cavité pelvienne avec de l'eau salée chaude ; la toilette est rapidement et bien faite. Dix points de suture. — Poudre et gaze iodoformées. Pansement ordinaire.

9. La malade a vomi deux fois hier soir. Eau de Vals. Pas de douleurs, facies calme. P. 100 ; T. 37°,2. Urine 900 gram.

10. Aucune douleur. État général excellent. La malade a pris un

quart de litre de lait. P. 80-90 ; T. 37°,4 ; 37°,9. Urine 854 gram. avec
22 gram. d'urée.

19. Pansement. Réunion parfaite. Le pouls n'a pas dépassé 80 depuis
le 10, et la température a atteint une seule fois 37°,6.

20. Menstruation qui coïncide avec une température de 39°, sans
douleur, sans aucun symptôme subjectif de fièvre.

23. Cessation du flux menstruel. T. 37°,4. Bien-être, excellent
appétit.

30. La malade se promène. Elle sort de l'hôpital le 8 avril complètement guérie. L'utérus a repris sa position et sa mobilité normales.

La poche kystique était unique, à paroi épaisse de 3 à 10 millim.
suivant les points. Sa face interne était couverte d'un grand nombre
de végétations papillaires, quelques-unes du volume d'une mandarine.

Ici encore le diagnostic de l'inclusion a été fait avant l'opération : M. Tédenat s'est basé sur l'existence des douleurs sacro-
lombaires (symptômes rationnels), et surtout sur les constatations
que lui a fournies l'examen direct (tumeur occupant le côté droit
du ventre, — utérus déplacé, peu mobile, — tumeur perçue dans
le cul-de-sac latéral droit).

— Cette observation met aussi en évidence un fait que nous
avons déjà signalé :

Au moment de la menstruation, la température s'est élevée,
sans que la malade présentât aucun symptôme subjectif de fièvre.

OBSERVATION IV.

Thèse de URDY (1874), page 55.

Kyste aréolaire multiloculaire inclus dans le ligament large. — Énucléation complète du kyste — Ablation de la presque totalité de l'utérus. — Drainage du
cul-de-sac postérieur du vagin ; fixation de la poche à la paroi abdominale
(drainage abdomino-vaginal). — Guérison.

Mme Riehl, femme de chambre, âgée de 50 ans.
Le début de l'affection remonte à l'année 1871.
Opération le 11 décembre 1873.
A la suite d'une ponction qui a eu lieu, il y a huit jours, il s'est
produit une amélioration notable dans la respiration, les parois abdo-

minales sont flasques, couvertes de vergetures nombreuses. — Par le palper, on sent qu'une petite quantité de liquide seulement a dû se reproduire. La tumeur dépasse l'ombilic de plusieurs centimètres, et l'on découvre, dans les hypochondres, une grosse masse à surface lobulée et un peu irrégulière, que tout porte à supposer de structure aréolaire.

— Incision sur la ligne blanche du pubis à l'ombilic. Il s'écoule tout d'abord 3 litres environ de liquide ascitique, et la tumeur vient s'engager d'elle-même entre les lèvres de la plaie ; elle est ponctionnée, mais il ne s'écoule, par la canule du trocart, que quelques gouttes d'un liquide épais et gélatineux. La nature à peu près solide de la tumeur ainsi constatée, on prolonge l'incision par en haut de plusieurs centimètres et l'on procède à son morcellement. Mais auparavant on cherche à se rendre compte des rapports de la tumeur avec les organes du petit bassin.

Tout d'abord on est frappé de la friabilité de la membrane enveloppante. En second lieu, on s'aperçoit que la surface d'implantation est considérable.

Le kyste a dédoublé les deux feuillets du ligament large gauche, et s'est développé presque entièrement dans l'excavation pelvienne, refoulant l'utérus en haut et en avant, et comprimant fortement le rectum près de son extrémité inférieure. La compression sur l'utérus est si forte que cet organe est projeté hors de l'abdomen et qu'il vient faire saillie au-dessus du pubis. Après quelques tentatives de réduction sans résultat, on le laisse au dehors, mais un aide est chargé de le protéger au moyen d'une serviette chauffée à 38 degrés. Ces particularités reconnues, voici quel fut le mode opératoire employé : après beaucoup d'efforts, M. Péan parvient à soulever et à attirer un peu au dehors la portion de kyste située dans la fosse iliaque droite. Une ligature en masse est aussitôt placée aussi bas que possible, et l'on excise tout ce qui se trouve au-dessus du fil : la coupe montre un tissu aréolaire renfermant, dans son épaisseur, un liquide extraordinairement visqueux.

Le reste de la tumeur était fortement engagé dans le petit bassin : la membrane d'enveloppe était coiffée à ce niveau par une coque fibreuse très épaisse, mais adhérant intimement à la vessie et au rectum. Il fallut donc énucléer la tumeur, tout en évitant que le liquide gélatineux qu'elle contenait se répandît dans la cavité péritonéale.

Pour arriver à ce résultat, on dut placer de nombreuses pinces hémostatiques, principalement au niveau de la face antérieure du rectum. Une fois libre, le kyste est soulevé et l'on jette une ligature sur son pédicule, qui n'est autre que la trompe gauche : il devient dès lors facile d'exciser la masse morbide.

— Le kyste enlevé, l'opérateur se trouvait en présence d'une vaste cavité anfractueuse allant jusqu'au fond du petit bassin. Cette cavité était d'ailleurs limitée par en haut par la coque fibreuse qui formait comme une deuxième enveloppe à la masse aréolaire ; au-dessus se trouvaient le péritoine et les anses intestinales.

— En pareille occurrence et vu l'impossibilité de former un pédicule, il fallait s'attendre à voir survenir de la suppuration dans l'intérieur de la poche ; aussi dut-on s'occuper de l'écoulement du pus. Pour cela, le vagin est traversé au niveau de son cul-de-sac postérieur par un long tube de caoutchouc, dont le bout inférieur sort par la vulve, le bout supérieur étant maintenu fixé entre les lèvres de l'incision, au-dessus du pubis. — La coque fibreuse est à son tour attirée en avant et disposée de façon à former comme une espèce de diaphragme entre la grande cavité abdominale et la poche qui remplit le petit bassin. D'ailleurs, il est à espérer que la pression exercée de haut en bas par les viscères tendra, sans aucun doute à faire disparaître promptement cette excavation, en même temps que le drain assurera l'écoulement du pus et facilitera les injections détersives.

— Les manœuvres précédentes avaient duré près de deux heures et, pendant tout ce temps, l'utérus était resté exposé au contact de l'air ; en outre, du liquide kystique avait souillé sa surface. Fallait-il conserver cet organe et s'exposer à le voir devenir le point de départ d'une inflammation des plus graves ? M. Péan résolut la question par la négative : les deux tiers supérieurs furent excisés, le col et le segment inférieur servirent à former un pédicule.

La suture de la paroi abdominale se fit suivant la méthode ordinaire ; mais, arrivé à cinq travers de doigt au-dessous de l'ombilic, on laisse passer un *premier pédicule* constitué par un fragment du feuillet péritonéal du ligament large. Un peu plus bas, on fixe le large feuillet de la coque fibreuse ainsi que la trompe gauche, ce qui constitue un *deuxième pédicule* ; — vient immédiatement après un point de suture, puis un espace libre à travers lequel passent les branches des pinces hémostatiques, que l'on a dû appliquer tout à fait sur le plancher pelvien ; par le même orifice s'engage le tube à drainage dont l'autre extrémité pend entre les cuisses de l'opérée. Vient enfin, séparé de cet intervalle par un point de suture, le moignon de l'utérus constituant lui-même un *troisième pédicule*.

L'opération avait duré deux heures et demie.

Suites de l'opération. — Rien de particulier à noter : les pinces hémostatiques furent enlevées le lendemain, les différents pédicules se détachèrent successivement, et la malade se rétablit dans un temps relativement assez court (sortie de la maison de santé le 19 janvier 1874). — La malade a été revue il y a quelques jours à peine. Son état de santé ne laisse rien à désirer : la cicatrice abdominale est légèrement déprimée, mais toute suppuration a cessé depuis long-temps déjà.

OBSERVATION V.

(Terrier, Soc. de chirurg., 1883).

Kyste de l'ovaire droit en partie inclus dans le ligament large. — Ligature du pédicule utéro-ovarien. — Énucléation du kyste. — Formation du pédicule utérin et ablation totale de la tumeur. — Mort en 36 heures de péritonite suppurée en quelques points.

Mlle J... est opérée le 22 mai 1883, à l'hôpital Bichat. — Le kyste, situé à droite, adhère à la paroi abdominale et à l'épiploon ; à son côté externe, se trouvent la trompe et le pédicule utéro-ovarien, qui est sectionné entre les deux pinces courbes et lié ultérieurement.

En bas, large adhérence qui ne paraît autre que le ligament large droit dédoublé et très hypertrophié. On cherche à énucléer le kyste de cette adhérence, ce qui donne beaucoup de sang et nécessite l'application de nombreuses pinces hémostatiques. Cette énucléation est poursuivie jusqu'aux environs de l'angle droit de l'utérus, sur lequel on met une pince courbe pour enlever la tumeur, et dont l'hémostase est ensuite assurée par une double ligature en soie. Les artérioles qui donnent après l'enlèvement des pinces hémostatiques sont liées. La malade succombe, trente-six heures après l'opération, de péritonite suppurée en quelques points.

OBSERVATION VI.

(Terrier, Soc. de chirurg., 28 novembre 1883).

Ovaire gauche polykystique inclus dans le ligament large et adhérent complètement au bord gauche et à la face postérieure de l'utérus.

Dans ce cas, on a dû pratiquer l'ablation de l'utérus en raison même
des adhérences intimes entre cet organe et la masse polykystique
gauche.

Guérison.

OBSERVATION VII.

(Terrier Soc. de chirurg. 1883).

Kystes multiloculaires des deux ovaires inclus dans les ligaments larges. — Dé-
corticaiton pénible à cause des adhérences pelviennes au vagin et au rectum.
— Indépendamment des ligatures placées sur les pédicules utérin et utéro-
ovarien, Terrier tente, après la décortication, la suture des parties cruentées
du ligament large. — Mort au 5e jour de péritonite aiguë.

Mme T..., opérée le 8 mai 1883.

Kystes multiloculaires dans les deux lames des deux ligaments larges.
Lobe kystique adhérent dans le bassin au cul-de-sac recto-vaginal.

A droite, section de la lame antérieure du ligament large correspondant ; on isole la masse polykystique, qui s'étend jusque vers la
fosse iliaque ; cet isolement est pénible, et on arrive jusqu'au bord
droit de l'utérus. — Cette énucléation est laissée momentanément
inachevée ; toutefois, on assure l'hémostase en liant le pédicule utérin
et en plaçant des pinces sur les vaisseaux.

A gauche, on découvre et on lie le pédicule utéro-ovarien, puis on
déchire et ouvre la lame antérieure du ligament large, de façon à
énucléer la masse polykystique qui plonge jusqu'au plancher périnéal,
adhérant partout au vagin et au rectum. Mais ne pouvant prolonger
aussi loin l'énucléation, on dut, à coups de ciseaux, séparer la tumeur
du côté gauche de l'utérus : à l'aide de ligatures et de pinces, on
obtient l'hémostase. L'énucléation put être achevée. 10 à 12 points de
suture furent placés sur le bord gauche de l'utérus pour assurer l'hémostase et l'adossement des lames du ligament large ; 6 ligatures
en chaîne avaient été placées à l'angle utérin.

On retourna à droite, et à l'aide de coups de ciseaux, on put séparer la masse polykystique du bord droit utérin ; une suture en surjet au catgut fin fut faite pour obtenir l'hémostase et l'adossement des surfaces cruentées du ligament large.

— La malade mourut, le cinquième jour, de péritonite aiguë.

OBSERVATION VIII.

(TERRIER, Soc de chirurg., 1883).

Kyste de l'ovaire droit, inclus en partie dans le ligament large.—Kyste de l'ovaire gauche. — Ablation facile de l'ovaire gauche. — Pour le kyste du côté droit, on lie le pédicule utéro-ovarien, on énuclée le kyste, puis on lie le pédicule utérin. — Guérison.

Mme San P..., opérée à la Salpêtrière, le 7 mai 1882.

Le pédicule est très large, car le kyste plonge dans le ligament large droit.

On lie les vaisseaux utéro-ovariens ; le kyste est énucléé avec les doigts entre les deux lames du ligament large jusqu'à l'angle de l'utérus : là, le pédicule utérin est fait et lié ultérieurement, et le kyste est enlevé. Notons que le fond du ligament large saigne et nécessite l'application de 8 ligatures.

Le second ovaire malade est enlevé. L'opérée a très bien guéri.

OBSERVATION IX.

(TERRIER, Soc. de chirurg., 1883).

Kyste multiloculaire de l'ovaire.— Prolongement dans le ligament large.— On lie le pédicule utéro-ovarien, on énuclée le kyste, après avoir ouvert la lame antérieure du ligament large, et on finit par l'angle interne ou pédicule utérin. — Guérison.

Mme D... est opérée le 18 novembre 1881, à la Salpêtrière.

— La masse polykystique est enclavée et adhérente vers le bassin. De gros vaisseaux, situés à gauche d'une poche kystique, sont saisis par des pinces en T, sectionnés et liés ultérieurement. La lame péritonéale du ligament large qui recouvre le kyste est ouverte, et celui-ci est à peu près énucléé ; on est obligé d'utiliser les ciseaux, et on arrive à des vaisseaux qui sont sectionnés entre deux ligatures, le kyste est donc libéré en dehors.

— Le pédicule de l'angle utérin gauche est lié avec deux fils croisés en X et le kyste est enlevé. La malade guérit.

OBSERVATION X.

(TERRIER, Soc. de chirurg , juillet 1883).

Kyste multiloculaire de l'ovaire gauche. — Prolongement dans le ligament large. — On lie d'abord les deux pédicules, utérin et utéro-ovarien, — puis on excise une partie du kyste, — enfin on énuclée les productions incluses dans le ligament large, en ménageant l'uretère. — Guérison rapide.

Mme D..., opérée le 3 février 1880, à la Salpêtrière. — La masse polykystique adhère à l'angle gauche de l'utérus et au ligament large gauche par un énorme pédicule renfermant lui-même des productions kystiques.

— Une double ligature est placée au niveau de l'angle utérin; une autre double ligature est faite à gauche de la masse et étreint un gros faisceau vasculaire.

L'hémostase assurée en grande partie, le kyste est excisé et la portion qui plonge entre les lames du ligament large est ensuite énucléée avec les doigts et des ciseaux. On arriva ainsi jusqu'au plancher pelvien et on disséqua l'uretère gauche. Peu de vaisseaux furent ouverts, car deux pinces hémostatiques suffirent pour arrêter le sang et on ne fit pas de ligatures. La malade guérit très vite.

OBSERVATION XI.

(TERRIER, Soc. de chirurg., 1883).

Kyste de l'ovaire droit. — Kyste du ligament large gauche. — Double ovariotomie. — Décortication du kyste situé à gauche : — par cette décortication on fait deux pédicules qu'on lie et on enlève la tumeur. — Guérison.

Mme B..., opérée, le 29 mai 1879, à la Salpêtrière. — L'ovaire droit est enlevé et le pédicule fixé au dehors. A gauche on constate l'existence d'un kyste du ligament large qu'on ponctionne et qui se vide mal. Déchirant alors le ligament large en avant, on décolle et énuclée la masse kystique, à l'aide des ongles ; son adhérence en dedans avec l'angle utérin est sectionnée après y avoir passé deux ligatures au catgut. — En dehors, il existe un véritable pédicule formé par les vaisseaux utéro-ovariens, on y applique deux ligatures en soie phéniquée. Le kyste est enlevé. La malade guérit très bien de cette double ovariotomie.

OBSERVATION XII.

(TERRIER, Soc. de chirurg., juillet 1883).

Kyste de l'ovaire. — Prolongement dans le ligament large. — Deux pédicules, utérin et utéro-ovarien. — Mort de péritonite aiguë.

Mme Bourguin Lebéque, opérée à la Salpêtrière, le 21 octobre 1881. — On constate l'existence de deux pédicules, l'un à droite du côté de l'utérus, l'autre à gauche, formé par les vaisseaux utéro-ovariens. Le fait fut constaté pendant l'opération et à l'autopsie, la malade ayant été emportée par une péritonite aiguë.

OBSERVATION XIII.

(TERRIER, Soc. de chirurg., juillet 1883).

Kyste multiloculaire de l'ovaire. — Prolongement dans le ligament large. — Deux pédicules, l'un utérin, l'autre utéro-ovarien.—Ligature des pédicules.—Guérison.

Mme T..., de Moulins, opérée le 11 juin 1878. — La masse poly-kystique, présentant presque le volume d'une tête de fœtus, est située en partie dans le ligament large droit.— On peut s'assurer que le kyste présente en quelque sorte deux pédicules, l'un supérieur qui corres-pond aux vaisseaux utéro-ovariens ; l'autre très court, très rapproché de l'angle droit de l'utérus, et renfermant des artères utérines. Le premier pédicule fut lié avec deux fils, le second fut fixé en dehors avec une broche et serré dans deux anses métalliques. Le kyste fut alors enlevé. La malade guérit.

OBSERVATION XIV.

(TERRILLON, Soc. de chirurg., juin 1883).

Kyste multiloculaire de l'ovaire. — Enclavement dans le ligament large. — Dé-cortication. — Érysipèle consécutif à l'opération. — Guérison.

Mme X..., 39 ans. — Trois enfants: le dernier, actuellement âgé de 8 ans. La malade s'est aperçue, il y a environ un an, que son ven-tre augmentait progressivement de volume.

A son entrée dans le service, nous trouvons une tumeur abdominale volumineuse, nettement fluctuante, remontant à 8 centim. au-dessus de l'ombilic. Pas d'ascite.

L'utérus semble normal au toucher vaginal : il est peu mobile.

L'opération est faite le 13 mars 1883.

Le kyste est libre de toute adhérence avec la paroi abdominale. La ponction faite avec le gros trocart aspirateur donne issue à six litres environ d'un liquide visqueux.

Après la ponction, la partie du kyste qui occupait le flanc gauche est facilement retirée au dehors ; mais, en passant la main dans l'abdomen, on constate que la tumeur envoie un prolongement dans l'épaisseur du ligament large gauche, et occupe ainsi une grande partie du petit bassin. — La trompe, très hypertrophiée, est étalée à la surface du kyste.

Nous sectionnons d'abord la trompe entre deux ligatures, puis, par une incision verticale, nous séparons l'utérus de l'aileron gauche du ligament large. Il est dès lors facile de séparer le feuillet du ligament large étalé à la surface de la tumeur et de produire une véritable décortication. Nous arrivons ainsi à former un pédicule constitué par les vaisseaux ovariens hypertrophiés, pédicule que nous lions avec deux fils de soie. La partie du ligament large sur laquelle a porté la section est également liée par deux fils de soie.

— La surface saignante résultant de la décortication est diminuée autant que possible, en réunissant au moyen de petites sutures les lambeaux des deux feuillets du ligament large.

— L'opération s'achève alors sans rien présenter de particulier ; elle avait duré une heure et quart.

La tumeur pesait 1k.150 ; c'était un kyste multiloculaire ordinaire.

— Les suites de l'opération ont été surtout remarquables par l'apparition, au deuxième jour, d'un érysipèle qui, parti du point inférieur de la plaie, s'étend jusqu'aux grandes lèvres et s'est heureusement terminé quelques jours après.

Le 22 mars, c'est-à-dire neuf jours après l'opération, les fils sont enlevés, et la malade est désormais convalescente.

OBSERVATION XV.

(Terrillon, Ann. de gynécol., 1888).

Kyste multiloculaire de l'ovaire droit inclus dans le ligament large. — Décortication très étendue. — Cavité très profonde et anfractueuse restant après
l'opération. — Pansement à l'iodoforme et drainage abdominal. — Guérison.

Mme X..., âgée de 57 ans, entrée, le 18 avril 1885, à la Salpêtrière.
— Le début remonte à deux ans environ.

État actuel. — Le ventre est volumineux et fait une saillie prononcée en avant. Les parois abdominales sont fermes et tendues sur la
tumeur. Celle-ci présente une consistance ferme, rénitente, il semble qu'il existe une grande poche tendue à la partie supérieure. — Elle
occupe assez nettement la partie médiane du ventre en se reportant
un peu plus à droite.

— Par le toucher, on constate que le col est petit, non perméable
au niveau de l'orifice interne. L'utérus est immobilisé, et on trouve
dans le cul-de-sac droit et dans le cul-de-sac postérieur une tumeur
vaguement fluctuante qui efface ces parties et se continue avec la
masse abdominale. Le toucher rectal donne les mêmes renseignements.

— Les mictions sont fréquentes, peu abondantes, avec léger ténesme
vésical, et cela depuis trois mois au moins. La malade se plaint également d'une constipation opiniâtre avec débâcles de temps en temps
et de douleurs irradiées du côté des reins et de la cuisse.

Opération le 28 avril 1885. — Une incision très longue arrivant
jusqu'à l'ombilic est faite d'emblée ; elle fut prolongée ensuite au-
dessus de l'ombilic.

Pas d'adhérences entre la tumeur et les parois abdominales. Quatre
ponctions avec le gros trocart furent pratiquées dans des poches différentes, petites et contenant des liquides variés. La tumeur étant
ainsi diminuée, on cherche à reconnaître ses connexions profondes,
et l'on trouve à gauche une adhérence assez intime à la paroi abdominale d'une étendue égale à celle de la main. Ces adhérences
sont assez facilement détruites.

On constate alors d'une façon très nette que la plus grande partie
du kyste plonge dans le ligament large, principalement à droite, et se

prolonge assez profondément dans son intérieur jusqu'aux culs-de-sac vaginaux, en empiétant derrière l'utérus sur le côté gauche. L'utérus, placé en avant, est accolé intimement à la tumeur.

— Après avoir ouvert le ligament large à droite et en avant, on peut, en allant lentement, décortiquer toute la surface du kyste.

Quelques particularités de cette décortication doivent être signalées : on trouva du côté droit, à la partie supérieure du bassin, un gros pédicule vasculaire que l'on coupa entre deux ligatures.

— La face postérieure de l'utérus était adhérente dans toute son étendue à la poche kystique, et le tissu utérin vers le bord supérieur de cet organe se prolongeait en s'étalant sur le kyste.

Malgré l'écoulement abondant du sang, la séparation de ces parties put se faire assez facilement. — Il existait également une adhérence assez étendue avec la partie latérale droite de la vessie.

— La décortication fut surtout très pénible sur le prolongement que la tumeur envoyait au niveau du cul-de-sac vaginal droit et derrière le col de l'utérus. Cependant, avec de la patience, on arriva à enlever complètement le kyste multiloculaire.

L'ablation terminée, on avait sous les yeux une vaste cavité formée en arrière et sur le côté par les débris du ligament large épaissi, en avant par la face postérieure de l'utérus et une partie de la vessie ; vers le fond, la surface était sanguinolente et tapissée par de grosses veines.

Suture des bords de cette cavité disposée en entonnoir à la partie inférieure de la plaie abdominale. — Ainsi était constituée une vaste cavité profonde, mais complètement séparée du péritoine.

— Tube à drainage sortant par la plaie de l'abdomen ; en même temps, on remplit la poche de petits tampons d'iodoforme qui devaient, tout en comprimant les parois saignantes, produire une asepsie complète.

Les suites de l'opération furent des plus simples. Le pansement avec la gaze iodoformée fut renouvelé tous les quatre ou cinq jours, jamais il n'y eut de fièvre.

Après vingt-deux jours, la cavité, qui s'était rétrécie petit à petit, s'était comblée ; il ne restait qu'une place plate, large comme une pièce de deux francs, qui se guérit après dix jours.

— La malade sortit, le 10 juin 1885. — En janvier 1888, elle se considère comme absolument guérie.

OBSERVATION XVI.

(Terrillon, Soc. de chirurg., 29 janvier 1890).

Kyste para-ovarien inclus dans le ligament large. — Décortication complète, très pénible. — Ligature des lambeaux du ligament large. — Le 18e jour après l'opération, hématocèle pelvienne coïncidant avec l'époque des règles. — Guérison malgré des phénomènes graves.

La malade, âgée de 29 ans, portait depuis un an environ, du côté droit de l'abdomen, un kyste peu volumineux, peu tendu, refoulant le cul-de-sac vaginal et repoussant l'utérus du côté gauche. Le diagnostic de kyste para-ovarien inclus dans le ligament large n'était pas douteux.

Opération le 13 février 1889. Après l'ouverture de l'abdomen, une ponction pratiquée dans le kyste donna quatre litres de liquide légèrement brunâtre et à peine filant.

On attira une partie du kyste en dehors et l'on constata que le ligament large, épaissi, le coiffait complètement. Après avoir incisé largement cette enveloppe épaisse, M. Terrillon chercha à enlever le kyste par décortication. Cette séparation fut très longue, très pénible, et ce n'est qu'après quarante minutes d'effort qu'il put enlever complètement la poche kystique qui plongeait profondément dans le bassin.

— On se trouva alors en présence d'une vaste cavité anfractueuse et saignante, formée par les lambeaux du ligament large épaissi. Ligature de ces lambeaux avec une double ligature en chaîne. Après cette ligature, toutes les parties situées au-dessus d'elle furent réséquées avec soin. Ce gros pédicule fut abandonné dans l'abdomen et surveillé pendant quelques minutes.

L'opération fut terminée comme d'habitude par la fermeture de l'abdomen.

Les suites furent parfaites. La température ne dépassa pas 37°,5. L'alimentation et les fonctions intestinales se firent régulièrement. On enleva les sutures le neuvième jour, et la malade était sur le point de se lever complètement guérie, le dix-huitième jour, lorsque survint brusquement un accident inattendu coïncidant avec l'époque présumée des règles.

Subitement apparurent des douleurs violentes dans l'abdomen, de la lipothymie, du ténesme vésical, s'accompagnant d'une douleur profonde dans la région du rectum. En même temps survint un léger écoulement sanguin par les voies génitales. La température s'éleva rapidement.

L'examen local fit découvrir bientôt qu'il s'agissait d'un vaste épanchement sanguin, occupant la partie latérale droite et postérieure du bassin et refoulant l'utérus à gauche et en avant. On sentait manifestement la masse dépassant le pubis de quatre travers de doigt.
— Il n'était pas douteux qu'il s'agissait là d'une hématocèle abon‧dante siégeant dans le petit bassin.

La marche de la maladie donna raison au diagnostic. Après une période qui dura environ deux mois avec grandes douleurs abdominales, constipation, ténesme et fièvre modérée, on eut la notion nette que la tuméfaction formée par l'épanchement se durcissait et diminuait de volume.

Vingt-huit jours après cet accident, il y eut une nouvelle crise avec un nouvel épanchement et augmentation nouvelle de la masse intra-abdominale. Cet accident correspondait encore à l'époque mensuelle.

Bientôt tous ces phénomènes s'amendèrent; la tumeur diminua progressivement; l'état général s'améliora ; les règles reprirent leur cours normal, et enfin sur les premiers jours d'octobre 1889, sept mois après l'opération, la malade était complètement guérie, et depuis elle a repris une santé florissante.

Cette observation montre que certains accidents qui paraissent redoutables peuvent cependant permettre une guérison complèt' et absolue.

OBSERVATION XVII (résumée).

(Pozzi, Ann. de gynéc., 1890).

Maladie kystique des deux ovaires. — Kyste inclus. — Laparotomie. — Guérison.
— Légère paramétrite observée pendant la convalescence.

Claudie Gr..., 19 ans, modiste. — Réglée à 12 ans, irrégulièrement jusqu'à 14 ans. — Fausse couche de sept mois, il y a dix-huit mois.

Depuis cette époque, douleurs dans le bas-ventre avec irradiations vers les reins et les cuisses, s'exaspérant, avec la menstruation, par la fatigue. Métrorrhagies. — Dans l'intervalle des règles, leucorrhée abondante, métrorrhagie considérable il y a quatre mois entre deux époques (fausse couche??). Actuellement, les douleurs sont surtout localisées à droite.

État général excellent.

Laparotomie, le 8 mai, par M. Pozzi. — Incision médiane de 6 centim.

A gauche, tumeur salpingo-ovarienne, très adhérente ; trompe du volume du pouce, non suppurée ; ovaire criblé de petits kystes dont l'un, du volume d'une noisette, se rompt pendant la décortication et laisse écouler un liquide citrin.

A droite, tumeur très adhérente, ovaire polykystique : l'un des kystes s'est développé en dédoublant les feuillets du ligament large, il a le volume du poing et est coiffé par la trompe, qui est de la grosseur de l'index et ne suppure pas. — Le pédicule, très large à droite, est lié par trois points en chaîne. — Le ventre est refermé sans lavage ni drainage : l'opération a duré trente-cinq minutes.

— Aucune réaction fébrile jusqu'au quatrième jour, où la température vespérale atteint 38°. On désunit alors l'angle inférieur de la cicatrice, qui laisse écouler une cuillerée à café de pus. Lavage et drainage de cet abcès superficiel. — Malgré cela, les jours suivants, la température se maintient autour de 38-38°,5.

— On constate alors dans le cul-de-sac vaginal droit une masse empâtée du volume d'une mandarine (hématocèle sous-péritonéale?). Sous l'influence des injections vaginales à 45° répétées toutes les deux heures, l'empâtement rétrocède rapidement et la température retombe à 37°.

La malade quitte l'hôpital le 25 juin et part pour Vichy. Elle a été revue le 28 septembre convalescente d'une fièvre typhoïde. Elle ne souffre plus et vient d'avoir ses règles pendant quatre jours.

OPÉRATION INCOMPLÈTE

PREMIÈRE OBSERVATION.

(Communiquée par M. Tédenat).

Kyste à végétations papillaires inclus dans le ligament large droit. — Végétations extrakystiques ayant envahi la presque totalité de l'excavation pelvienne. — Extirpation incomplète. — Mort le 4ᵉ jour.

Mᵐᵉ A..., de P.-V. (Pyrénées-Orientales), lymphatique, obèse, âgée de 37 ans. Ganglions tuberculeux suppurés, dans l'enfance, aux deux régions rétro-maxillaires. Ankylose du genou droit consécutive à une tumeur blanche. Réglée à 16 ans, abondamment, a eu un enfant.

Depuis deux ans, le ventre grossit ; depuis cinq ou six mois, le développement du ventre se fait avec une très grande rapidité. Pesanteur douloureuse dans le bassin et dans les membres inférieurs, défécation gênée, mictions fréquentes. A travers la paroi abdominale très chargée de graisse, on sent une tumeur énorme, allant d'une épine iliaque à celle du côté opposé, dépassant l'ombilic de quatre ou cinq travers de doigt. Par l'exploration combinée, on trouve l'utérus refoulé en arrière de la tumeur qu'on sent dans les deux culs-de-sac latéraux et dans le cul-de-sac antérieur.

Opération faite le 27 août 1890, avec les précautions antiseptiques ordinaires. L'opérateur arrive sur le péritoine après avoir traversé une épaisseur d'au moins quatre travers de doigt. Incision du péritoine. Écoulement d'un litre environ de liquide ascitique brun clair. Ponction de la poche kystique (trois litres environ de liquide noir visqueux). Alors, la tumeur étant attirée en avant, on voit sur sa face postérieure des végétations sous la capsule formée par le ligament large qui, en certains points, est près d'être perforée. Agrandissement de la ponction pour l'introduction de la main. Masses énormes de végétations se prolongeant dans toutes les directions vers la vessie, dans le cul-de-sac de Douglas. M. Tédenat renonce à une ablation complète. Suture en chaîne de l'ouverture capsulaire. La malade succombe le quatrième jour.

Nous devons, dans ce cas, appeler l'attention sur le développement extrêmement rapide de la tumeur, quelques mois avant l'opération. Ce fait témoigne déjà d'un certain degré de malignité qui s'affirme de plus en plus par l'envahissement des organes du petit bassin et la tendance des végétations à perforer la capsule ligamentaire. — Dans ces conditions, on conçoit fort bien qu'une opération complète ait été impossible et que la terminaison fatale soit survenue à bref délai.

OBSERVATION II.

(Communiquée par M. FORGUE : rédigée d'après l'observation xxxv de la thèse de RAUZIER (1889), et les notes de M. Forgue).

Kystes papillaires de l'ovaire droit inclus dans le ligament large. — Généralisation à tout le péritoine du petit bassin. — Énucléation complète des quatre kystes inclus. — Soudure de la loge ligamentaire à la plaie abdominale : tamponnement à la gaze iodoformée. — Mort de septicémie péritonéo-intestinale.

Alexandrine C..., 46 ans, entre, le 5 mars 1889, dans le service de M. le professeur agrégé Forgue, salle Notre-Dame, n° 27.

— Bonne santé antérieure. Menstruation régulière ; trois grossesses normales. Le ventre a commencé à grossir, il y a un an et demi ; en décembre 1888, une ponction donne issue à 15 litres de liquide foncé.

— A l'entrée, on perçoit une tumeur profondément située, cachée sous une épaisse couche de liquide ascitique. Le 20 mars, on retire par ponction 11^{lit},600 d'un liquide chocolat, riche en globules sanguins ; on perçoit alors nettement une tumeur bosselée, étendue de la fosse iliaque gauche à l'hypochondre droit, et fluctuant en ce dernier point. — Au toucher, on sent des masses bosselées dans le cul-de-sac postérieur.

Diagnostic : tumeur végétante de l'ovaire avec semis sur le péritoine du petit bassin.

— Le 10 avril, les règles attendues à ce moment n'apparaissent pas. — Reproduction de l'ascite et œdème des membres inférieurs.

Opération le 24 avril. — Incision médiane. — Dès que le péritoine est ouvert, il s'écoule un énorme flot de liquide ascitique analogue à celui qui a été retiré précédemment. — Le liquide ascitique évacué, on constate la présence d'une tumeur volumineuse, bosselée, comprise dans l'épaisseur du ligament large droit, qui est très épaissi. — L'utérus est dévié à gauche et en avant.

Incision longitudinale sur le feuillet antérieur du ligament large ; cette incision est prolongée sur le bord supérieur et le feuillet postérieur. — Un kyste gros comme la tête d'un fœtus à terme est ponctionné avec le trocart de Spencer Wells.

Le liquide visqueux, filant, jaune verdâtre, s'écoule par le trocart, mais aussi une certaine quantité s'épanche dans l'abdomen. — Avant d'aller plus loin, M. Forgue fait une toilette aussi minutieuse que possible.

— Le kyste peut facilement être décortiqué ; une ligature à la soie est jetée sur un pédicule très mince. — Un autre kyste est traité de la même façon ; — enfin deux autres petits kystes sont énucléés totalement, sans qu'on ait eu à lier de pédicule. — L'intérieur de ces quatre kystes est tapissé par des végétations : ces végétations se voient aussi sur leur face externe ; on en constate de volumineuses dans l'épaisseur du ligament large et dans les replis de Douglas ; tout le péritoine pelvien en est farci. L'ablation de ces masses est laborieuse ; on en arrache avec les ongles le plus possible ; ce nettoyage est poussé aussi loin que possible, mais reste forcément incomplet. — Nouvelle toilette de la cavité abdominale.

Suture des deux parties du feuillet postérieur l'une avec l'autre. — Les deux lèvres de la plaie pratiquée au feuillet antérieur sont au contraire suturées à la partie inférieure de l'incision abdominale. Ainsi est formée une poche véritable, séparée complètement de la cavité abdominale.

Les deux tiers supérieurs de l'incision abdominale sont réunis par des sutures à la soie.

— La poche intra-ligamentaire est bourrée de gaze iodoformée.

25 avril. Quelques vomissements hier dans la journée ;

26. *Idem.* Glace, champagne frappé.

30. *Pansement.* — Le ventre est un peu douloureux ; la poche se vide bien à l'extérieur ; il en sort un liquide noirâtre à odeur fécaloïde très marquée : cette odeur est probablement due au voisinage des anses intestinales.

1er mai. État général plus grave, pouls petit, à 120. La malade souffre de tout le ventre et se plaint surtout de crampes très douloureuses au niveau de l'estomac. Vomissements fréquents.

3. Selles fréquentes. P. 120 Les douleurs abdominales persistent.—
Opium 0,10 ; alcool.

4. *Pansement.* — On enlève une partie de la gaze iodoformée ;
odeur fécaloïde prononcée ; lavage soigné.

7. *Pansement.* — On enlève une nouvelle partie de la gaze et les
points de suture de la paroi, la partie supérieure de la plaie est
réunie.

La diarrhée persiste malgré des cachets de salicylate de bismuth.

9. Syncope ce matin : l'état général est très mauvais. La plaie a
cependant bon aspect ; on enlève une nouvelle partie de la gaze iodo
formée. T. 39°,9.

10. On enlève tout ce qui restait de la gaze iodoformée : odeur
fécaloïde très marquée. La gaze est remplacée par un drain en caoutchouc.— Lavage à l'eau boriquée.

11. Vomissements ; la diarrhée a cessé ; douleurs toujours très
vives dans tout le ventre. On place un second drain à côté du précé-
dent ; la cavité se lave très bien.

19. La malade se nourrit très peu ; les vomissements, qui avaient
cessé pendant quatre à cinq jours, recommencent.

22. L'état cachectique s'accentue. Diarrhée.

23. La mort arrive.

24. *Autopsie :* A l'ouverture de l'abdomen, il s'écoule une assez
grande quantité de pus ; les anses intestinales sont agglutinées,
noirâtres.

La poche est presque complètement oblitérée : elle contient un peu
de pus : une dissection fine ne démontre aucune communication de
la poche avec le reste de la cavité abdominale.

Cette observation est un exemple d'opération incomplète, car
tous les produits néoplasiques n'ont pu être enlevés.

Les pièces anatomiques, que M. Forgue nous a montrées, ne
laissent aucun doute, relativement au succès opératoire. La gué
rison définitive était bien aléatoire, étant donnée la dissémination
sur tout le péritoine du petit bassin des foyers morbides.

Les phénomènes présentés par la malade sont ceux que l'on
rencontre dans la septicémie péritonéo-intestinale. L'infection,
d'après M. Forgue, doit reconnaître pour cause l'évacuation

dans le péritoine du contenu du gros kyste. Si l'on tient compte que l'état général était déjà bien précaire avant l'opération et que les végétations péritonéales constituaient un terrain de culture favorable, on ne sera pas surpris que l'infection ait eu lieu.

OBSERVATION III (résumée).

(TERRIER, Rev. de chirurg.. 1881).

Kyste multiloculaire de l'ovaire gauche, en partie inclus dans le ligament large. — Ablation complète impossible. — Fixation de la poche à la paroi abdominale. — Mort de septicémie 7 mois après l'opération.

Mme M..., 47 ans. — Le début date de un an environ. Opération le 18 février 1880. — Il s'agissait d'un kyste de l'ovaire multiloculaire, en partie inclus dans le ligament large gauche.

L'ablation fut incomplète : on dut réséquer une partie de la tumeur et fixer la portion restante à la paroi abdominale.

Le résultat primitif fut parfait. — Au bout de deux mois, Mme M... se portait si bien que, malgré toutes les recommandations, elle reprit son travail et se fatigua beaucoup. Les pansements furent mal faits ; la plaie, jusqu'alors aseptique, donna issue à un liquide fétide, et des accidents fébriles survinrent.

— A son retour dans le service, quatre mois après l'opération, la malade présentait tous les symptômes d'une septicémie chronique : malgré la désinfection du trajet fistuleux et de la cavité dans laquelle il pénétrait, malgré la destruction mécanique des productions kystiques qui se renouvelaient incessamment, les accidents continuèrent avec quelques rémissions. — C'est alors qu'on tenta d'ouvrir largement la masse polykystique à l'aide d'applications caustiques. Cette manière de faire parut amener un arrêt dans la marche des accidents généraux ; mais cet arrêt fut de courte durée, et la malade succomba en septembre plutôt épuisée qu'intoxiquée, car depuis longtemps le liquide qui s'écoulait par la fistule était absolument inodore.

OBSERVATION IV.

(TERRIER, Soc. de chirurg., juillet 1883).

Kystes multiloculaires des deux ovaires, inclus tous deux dans les ligaments larges.— Du côté gauche, on lie le pédicule utéro-ovarien, on énuclée le kyste et on finit par l'angle interne ou pédicule utérin. — Du côté droit, la décortication complète est impossible en dedans : on fait alors en ce point un pédicule artificiel avec les débris du kyste, et on fixe ce pédicule au dehors.— Guérison.

Mme F..., opérée le 12 janvier 1882.

On avait affaire à des kystes multiloculaires des deux ovaires et tous deux inclus en partie dans les ligaments larges.

Du côté gauche, on lie de gros vaisseaux et la trompe. Grâce à la déchirure des tissus et après évacuation successive des diverses poches kystiques, on finit par énucléer peu à peu et en dehors la masse polykystique du ligament large. Les adhérences internes avec l'angle de l'utérus sont contournées avec le doigt, et on y place un fort fil de soie. La masse polykystique est alors enlevée. Quelques pinces sont placées sur des vaisseaux ouverts.

Du côté droit, on essaye de même l'énucléation, après ponction et ouverture des diverses loges de la masse morbide. Ici les choses sont beaucoup plus difficiles, en ce sens qu'il n'y a pas de pédicule vasculaire appréciable, et qu'en outre les adhérences sont très intimes avec les parties voisines et en particulier avec le rectum en arrière.— Soit avec les doigts, soit à coups de ciseaux, la masse est peu à peu énucléée ; en dehors on trouve une sorte de pédicule vasculaire qui est saisi et lié ; il est probablement formé par les vaisseaux utéro-ovariens. En arrière, les adhérences intestinales sont déchirées, elles saignent, et des ligatures sont appliquées sur les vaisseaux. — La masse tient encore vers le bord et l'angle droits de l'utérus, et cela, d'une façon telle qu'il est impossible de l'enlever par décortication. Un pédicule fut alors fait avec la masse kystique, et il fut maintenu en dehors avec deux broches en croix, après avoir été étreint par une anse métallique.— La malade guérit de cette double ovariotomie.

OBSERVATION V.

(Terrier, Soc. de chirurg.. 28 novembre 1883).

Kyste de l'ovaire droit en partie inclus dans le ligament large. — Adhérences très intimes à l'utérus qui est bourré de fibromes. — Ablation simultanée de la tumeur et de l'utérus. — Pédicules maintenus hors de l'abdomen. — Mort par péritonite aiguë le 3e jour.

Mme L. C..., 48 ans, offrait depuis longtemps des troubles utérins graves : leucorrhée, hémorrhagies au moment des règles, douleur de reins, etc. — En 1878, accidents de pelvi-péritonite, avec apparition d'une tumeur du volume d'une tête d'adulte, située dans la fosse iliaque droite. Dans un mouvement brusque, cette tumeur disparaît, et la malade présente les signes d'une péritonite généralisée qui finit par se calmer.

La tumeur se reproduisit, et en 1879 l'état général devient mauvais : douleurs vives du côté des reins, digestions très pénibles, vomissements, crises de nerfs incessantes, insomnie.

La tumeur abdominale occupait le côté droit du ventre et paraissait adhérente à la fosse iliaque et à l'utérus. Une ponction permit de retirer 300 gram. d'un liquide rouge, qui, examiné par M. Malassez, fut regardé comme d'origine kystique et ovarienne. Les douleurs vives et l'état général sérieux décidèrent M. le professeur Verneuil, appelé en consultation auprès de la malade, à conseiller l'opération.

Celle-ci fut faite le 29 février 1880.

L'incision abdominale permet de constater l'existence de deux tumeurs superposées : une supérieure fluctuante d'où l'on retire 1 demi-litre de liquide séro-sanguin, et une inférieure entièrement solide, adhérente au ligament large droit et plongée dans son dédoublement jusqu'au plancher pelvien. En dedans, cette tumeur adhère absolument à l'utérus hypertrophié et bourré de fibromes.

— On essaye de séparer l'utérus de cette tumeur, mais sans y réussir, et on se résout à enlever l'utérus et la tumeur. Des trocarts et des anses de fil de fer serrées par des ligatures sont placés autour de la tumeur et de l'utérus, l'ovaire gauche est compris dans l'anse qui entoure l'utérus.

On résèque alors tout ce qui dépasse les anses métalliques, soit la tumeur à droite et l'utérus sur la ligne médiane.

Une deuxième anse fut placée plus bas encore sur la tumeur kystique pour en enlever la plus grande partie.

Enfin, on avait deux pédicules, un droit kystique, l'autre gauche ou médian, formé par l'utérus et l'ovaire gauche. Ces pédicules étaient maintenus par des crochets en croix.

L'opération a duré deux heures un quart. — La malade mourut de péritonite aiguë le troisième jour; malheureusement, on ne put faire l'autopsie.

Ici, l'hystérectomie a été une façon de finir l'opération, une sorte de pis aller, nécessité par les adhérences intimes du kyste droit et de l'utérus.

OBSERVATION VI.

(Terrillon, Soc. de chirurg., juin 1883).

Kystes multiloculaires des deux ovaires. — Ovariotomie incomplète. — Un des kystes est enlevé; l'autre, adhérant au ligament large, est enlevé partiellement. — Drainage abdominal. — Mort au 20e jour par péritonite purulente.

Mme H..., âgée de 58 ans. — Réglée normalement jusqu'à 40 ans, époque de sa ménopause.

Les premiers symptômes remontent à une dizaine d'années : une tumeur du volume du poing apparut dans la partie inférieure droite de l'abdomen ; deux autres grosseurs apparurent ensuite dans le voisinage de la première; depuis lors, ces tumeurs paraissent s'être réunies et ont augmenté progressivement.

La malade entre à la Salpêtrière le 15 janvier 1883.

La tumeur développée sur la ligne médiane remonte à deux travers de doigt au-dessus de l'ombilic : elle semble divisée en deux lobes par un large sillon, la mobilité est presque nulle, la fluctuation très obscure. Pas d'ascite.

L'utérus est fortement remonté, appliqué derrière le pubis, et le cul-de-sac postérieur est occupé par une tumeur arrondie, vaguement fluctuante.

Le 25 janvier, une ponction est pratiquée sur la ligne médiane et donne issue à 900 gram. d'un liquide visqueux grisâtre.

— La malade a maigri; son appétit est faible, ses forces diminuées.

L'opération est pratiquée le 13 février.

L'incision fut prolongée un peu au-dessus de l'ombilic. Des ponctions successives ne donnèrent issue qu'à de très petites quantités de liquide.

On reconnaît alors qu'il existe deux kystes ovariques, un à droite, moins volumineux et pédiculé ; un à gauche, libre dans l'abdomen, mais enclavé dans le bassin par le péritoine réfléchi sur lui.

Le kyste droit est facilement opéré. Quant à la tumeur gauche, il est nécessaire d'en laisser une partie dans le bassin ; pour cela les parois sont fixées au bord de la partie inférieure de la plaie abdominale avec des sutures, et deux broches sont appliquées qui réunissent ensemble les bords de la plaie et les parois du kyste.

On enlève alors toutes les parties du kyste saillant au dehors, et on place dans la cavité du kyste abandonné deux gros tubes à drainage. Un pansement de Lister est ensuite appliqué.

L'opération a duré une heure et quart.

Le premier kyste pesait 2 kilogr., la partie extraite du second pesait 900 gram.

— Après quelques jours d'un mieux sensible, la malade fut prise, vers le 23 février, d'abord de symptômes pulmonaires, puis, quelques jours après, de symptômes de péritonite, auxquels elle succomba le 6 mars.

OBSERVATION VII.

(TERRILLON, Soc. de chirurg., juin 1883).

Kyste multiloculaire et aréolaire de l'ovaire gauche. — Enclavement dans le ligament large. — Ablation incomplète. — Drainage abdominal. — Guérison.

Mme P..., 28 ans.— N'a jamais eu de grossesse ni de fausse couche.

— Les premiers symptômes ont été ressentis par la malade au mois de novembre 1882 : la malade vit son ventre augmenter du côté gauche surtout et ressentit bientôt des envies fréquentes d'uriner, qui se transformaient souvent en véritable dysurie, en épreintes.

— L'examen nous permet de constater, à la partie inférieure de l'abdomen, une tumeur fluctuante remontant un peu au-dessus de l'ombilic.

— L'utérus était un peu remonté et rejeté du côté droit d'une façon notable : la tumeur était sentie dans le cul-de-sac gauche, qu'elle effaçait en partie.

— Le 5 février 1883, nous pratiquons une ponction sur la ligne médiane avec l'aspirateur Dieulafoy ; cette ponction donne issue à quatre litres environ d'un liquide verdâtre et légèrement sirupeux.

— L'opération est faite le 12 février 1883.

L'incision abdominale fut pratiquée à 5 centim. au-dessus de l'ombilic : il n'existait aucune adhérence de la tumeur à la paroi abdominale antérieure. Quatre ponctions donnèrent issue à deux litres à peine d'un liquide gélatineux.

— L'exploration avec la main fit reconnaître que la tumeur était située, en grande partie, dans l'épaisseur du ligament large. Il y avait enclavement et, par suite, pas d'apparence de pédicule.

La décortication, tentée suivant le procédé habituel, fut bientôt jugée impossible : nous résolûmes alors d'enlever la plus grande partie de la tumeur et d'abandonner la portion adhérente.

La partie la plus importante fut attirée au dehors, et, les parois du kyste ayant été fixées préalablement à l'angle inférieur de la plaie, au moyen de deux broches, nous fîmes la section de la portion extra-abdominale du kyste.

La partie restante du kyste était constituée par une cavité anfractueuse aréolaire contenant un liquide brunâtre très épais. J'en fis le nettoyage aussi exactement que possible et plaçai deux gros drains debout dans la cavité, les extrémités ressortant par l'ouverture abdominale.

L'opération fut ensuite terminée comme à l'ordinaire, et un pansement de Lister fut appliqué exactement sur toute la surface.

— La partie de la tumeur qui avait été enlevée pesait environ un kilogr., elle était composée de masses aréolaires avec cloisons épaisses, charnues, très vasculaires.

Les suites de l'opération ne furent marquées par aucune particularité ; des lavages antiseptiques furent soigneusement pratiqués, et la malade revint peu à peu à la santé et quitta l'hôpital le 2 avril.

Le 1er juin, elle n'a plus qu'un tube de 4 centim. de longueur ; la plaie extérieure est nette et ne bourgeonne pas.

(La plaie est guérie le 1er juillet, et la malade se porte bien.)

Cependant on peut craindre une récidive, car on sent dans l'abdomen, derrière la cicatrice, une masse formée par la portion restante du kyste.

(TERRILLON, Soc. de chirurg., février-mars 1884).

Kyste dermoïde suppuré de l'ovaire droit, inclus dans le ligament large.—Myomes utérins. — Ablation des myomes. — Ouverture et suture du kyste à la paroi abdominale. — Guérison.

M. Terrillon a opéré et guéri une malade que lui avait envoyée M. Desprès, dans un état grave, avec une double tumeur abdominale dont la droite était constituée par un kyste dermoïde suppuré de l'ovaire développé entre les deux feuillets du ligament large, et la gauche, par l'utérus hypertrophié et surmonté de deux corps fibreux.

— L'opération consista dans l'ablation des deux corps fibreux, dont l'un était bien pédiculé, avec ligature des deux pédicules à la soie et réduction de ces pédicules, et dans l'ouverture du kyste dont les bords furent suturés à la peau.

Actuellement, la malade est absolument guérie, l'utérus a beaucoup diminué de volume et les règles sont normales. Elle a seulement un peu de tendance à une hernie de la ligne blanche au niveau de la cicatrice.

(TERRILLON, Soc. de chirurg., 29 janvier 1890).

Kyste de l'ovaire inclus dans le ligament large. — Décortication impossible. — Fixation de la poche à la paroi abdominale — Drainage abdominal. — Mort de septicémie 40 jours après l'opération.

Femme âgée de 31 ans. — S'est aperçue depuis un an de la présence d'une grosseur dans la partie inférieure de l'abdomen. La circonférence abdominale était de 82 centim., et le kyste n'était pas considérable. La malade souffrait beaucoup et maigrissait rapidement, car l'intestin fonctionnait mal et l'alimentation était très défectueuse. Elle était surtout fatiguée par une diarrhée incoercible.

— Opération le 8 juin 1889. A peine la paroi abdominale fut-elle incisée que le chirurgien rencontra la paroi kystique absolument adhérente et confondue avec le péritoine pariétal. — Ayant dénudé un peu la paroi kystique, Terrillon fit une ponction et put extraire 8 litres de liqueur jaune foncé.

— Après avoir ouvert largement la poche, on constata qu'elle était constituée par une paroi très épaisse, présentant à la face interne et dans différents points des parties végétantes et kystiques.

— Il s'agissait d'un kyste multiloculaire inclus dans le ligament large et descendant jusqu'au cul-de-sac vaginal.

— Pendant près de cinquante minutes, on essaya de séparer la poche des parties voisines, mais sans pouvoir en détacher plus de quelques centimètres. L'union était très intime, et la déchirure donnait une grande quantité de sang. On dut renoncer à faire un essai plus prononcé ; — on fixa par des sutures multiples les bords de la poche kystique à la plaie abdominale. — L'opération fut terminée par l'introduction de deux gros drains dans les parties inférieures et anfractueuses de la poche ; celle-ci fut bourrée de gaze iodoformée.

— Malgré des lavages antiseptiques abondants et variés, les parties anfractueuses devinrent le point de départ d'une infection progressive, et la malade mourut de septicémie, le 19 juillet, quarante jours après l'opération.

— Ici, il s'agissait d'un kyste absolument impossible à enlever et dont la surface interne, irrégulière, anfractueuse et bourgeonnante, rendait l'antisepsie complète très difficile.

OBSERVATION X (résumée).

(RICHELOT, Soc. de chirurg., 5 novembre 1890).

Kyste de l'ovaire, inclus en partie dans le ligament large gauche. — Décortication totale impossible. — Hystérectomie à cause des adhérences à l'utérus. — Fixation de la portion du kyste qui reste, à la paroi abdominale. — Guérison après une suppuration assez abondante, ayant nécessité une nouvelle laparotomie sur la cicatrice.

Mme B... a vu son ventre grossir depuis six mois. — Diagnostic : kyste de l'ovaire.— Au toucher, le col est très haut et porté en avant.

Opération le 1er mars 1890. — On constate que la partie profonde de la tumeur est incluse dans le ligament large gauche et qu'elle est intimement unie à l'utérus.

Le chirurgien se trouve entraîné à faire l'hystérectomie. — Lien élastique intra-abdominal. — Fixation de ce qui reste du kyste à la paroi abdominale et drainage abdominal.

Le drain est supprimé fin mars. — En avril, mai, juin, la poche se rétrécit beaucoup, mais un pus visqueux s'en écoule et ne veut pas tarir.

Le 1er juillet, incision de la partie inférieure de la cicatrice, et l'on va à la recherche du pus. Après avoir simplifié et nettoyé le foyer que les adhérences solides séparent de la cavité péritonéale, on y laisse deux gros tubes et on rétrécit l'incision par quelques points de suture.

La malade est aujourd'hui en très bon état ; elle n'a plus de fièvre et se nourrit bien. Le foyer est en voie de guérison.

II. — Traitement des tumeurs incluses solides.

Ablation totale par décortication. — Opération incomplète. — Observations.

Les développements dans lesquels nous venons d'entrer nous permettront de glisser rapidement sur les modes de traitement communs aux tumeurs liquides et aux tumeurs solides. — Il est cependant certaines considérations spéciales à ces dernières que nous devons mettre en lumière.

Ici encore, d'une manière générale, nous devons poser en principe que l'*extirpation* est la meilleure thérapeutique. — Dans les cas où cette extirpation est impossible, nous sommes forcé de nous en tenir à des moyens moins radicaux, mais qui ont aussi leur utilité.

Ablation totale. — L'ablation totale est facile ou difficile, suivant le degré de résistance des adhérences qui unissent la tumeur aux organes voisins : nous ne reviendrons par sur ce sujet, que nous avons étudié à propos du traitement des kystes.

— C'est encore à la *décortication* de la tumeur que nous devons avoir recours. « Le temps fondamental de l'opération consiste dans l'ouverture large de la loge ligamentaire, dont les lèvres seront fortement saisies par des pinces ; puis on rompra les adhérences avec les doigts et la spatule, on exercera toujours de fortes tractions avec des pinces à griffes ; on rasera très exactement le néoplasme, et l'on multipliera les pinces sur les points saignants, sans perdre de vue la position des uretères. Une fois la tumeur enlevée, les veines, parfois énormes des ligaments larges, s'affaissent, et l'on est surpris d'avoir à poser beaucoup moins de ligatures qu'on ne s'y attendait » (Pozzi, *Traité de gynécologie*).

— Mais il faut dire qu'une technique générale ne convient pas à tous les cas cliniques : si les courtes indications qui précèdent suffisent à marquer la conduite à tenir lorsque les adhérences sont relativement lâches, il n'en est pas de même quand on se trouve en présence d'une tumeur ayant contracté des rapports intimes et étendus avec les parois du petit bassin et les viscères pelviens. « Il est absolument impossible, dit Pozzi à propos des fibromes inclus, de donner une description régulière et typique de cas qui eux-mêmes sortent de toute règle et sont, comme on l'a dit, *atypiques* ». — C'est affaire à l'opérateur de prendre ses mesures en vue du fait particulier ; c'est à lui de se décider, au cours même de l'intervention, pour l'emploi de telle ou telle manœuvre capable de faciliter l'ablation de la tumeur et de parer aux dangers immédiats d'hémorrhagie : le chirurgien dans ces circonstances difficiles devra le succès à la judicieuse appréciation des obstacles multiples qu'il rencontre et à son habileté consacrée par l'expérience.

— Supposons la décortication achevée : comment faut-il traiter la plaie qui en résulte? Si l'on intervient pour une tumeur solide au début de son évolution, alors que cette tumeur est peu volumineuse, que ses connexions avec les parties voisines sont peu résistantes, on pourra tenter la réunion immédiate sans drainage: on se bornera à placer quelques points de suture pour réunir les parties divisées : on fera la toilette du péritoine, et on refermer le ventre. — Mais ces conditions éminemment favorables se rencontrent rarement dans la pratique, parce que les femmes, à cette période, n'éprouvant pas encore les symptômes de compression dont elles seront plus tard tourmentées, négligent de se soumettre à l'examen. Le plus souvent donc, l'opération sera laborieuse, l'écoulement sanguin abondant, la surface de décortication étendue. Dans ce cas, vouloir tenter quand même la réunion immédiate serait exposer la malade à de graves dangers : il est préférable d'employer le *drainage.* « Celui-ci peut se faire par deux voies. — Martin recommande le *drainage par le vagin,* à l'aide d'un tube en croix qu'il introduit en crevant le cul-de-sac vaginal. — Kaltenbach a adopté la même voie. — Sänger, ayant réduit dans l'abdomen un pédicule d'où il avait énucléé un fibrome de la partie supérieure du col, a dû immédiatement, après avoir fermé les parois abdominales, ouvrir et tamponner par le vagin la coque remplie de sang qui venait y faire saillie : sa malade a guéri.

Le drainage par la partie inférieure *de la plaie abdominale* sera préférable dans certains cas, vu la situation de la poche ; il offre l'avantage certain d'exposer moins à l'infection, avantage compensé, du reste, par l'absence de déclivité. Terrier a récemment traité de la sorte la poche d'un myome du ligament large ; la guérison laissa subsister une fistule. Howard A. Kelly a laissé béanté et drainé la cavité résultant de l'énucléation d'un corps fibreux pelvien, comprimant la vessie, qu'il avait heureusement décortiqué. Il se loue beaucoup des injections phéniquées faibles poussées hardiment par le drain, sans craindre l'effusion dans le péritoine, dont la cavité est séparée dès les premiers jours par des adhérences protectrices.

Pozzi préfère utiliser à la fois comme hémostatique et comme moyen de drainage capillaire le tamponnement à la gaze iodoformée : il s'en est servi avec succès dans les cas de fibrome intra-ligamentaire du poids de 15 livres.

Tauffer a obtenu des succès très curieux avec la résection partielle de gros fibromes intra-ligamentaires, dont le tronçon, fixé dans la plaie abdominale était ensuite traité par des cautérisations énergiques au chlorure de zinc ». (Pozzi).

— Dans le cas où une tumeur solide péri-utérine adhère à l'utérus, ou bien lorsque la tumeur provient de l'utérus lui-même, nous devons poser la question de savoir comment le chirurgien va se comporter vis-à-vis de cet organe. C'est ici le lieu de nous rappeler la distinction que nous avons établie, dans le chapitre Anatomie pathologique, entre les fibromes pédiculés et les fibromes sessiles.

Devant un fibrome utérin pédiculé ou une tumeur péri-utérine unie à la matrice par un mince prolongement, la conduite à adopter est bien simple. On place sur ce pédicule ou ce prolongement un nombre suffisant de fils à ligature, et on sectionne au bistouri ou au thermo-cautère.

Mais nous sommes en présence d'un fibrome sessile ; ou bien une tumeur voisine adhère largement à l'utérus : dans ce cas, l'ablation totale de la production morbide est à peu près impossible, sans le sacrifice de l'utérus. Cela est si vrai que quelques opérateurs, arrivés à la fin d'une décortication difficile, même lorsqu'il s'agissait de kystes, se sont trouvés en face d'un pédicule représenté par le col utérin : ils avaient, sans le savoir, fait une véritable hystérectomie.

Nous n'avons pas l'intention de décrire l'hystérectomie, ni d'étudier les nombreuses méthodes qu'elle a fait naître. — Disons simplement que c'est à l'amputation supra-vaginale que l'on accorde la préférence.

— L'opinion des auteurs n'est pas encore complètement faite

au sujet du traitement du pédicule : tandis que les uns,
avec Schrœder, l'abandonnent dans le ventre, après en avoir
assuré l'hémostase, d'autres plus nombreux, avec Kœberlé,
Péan, Kaltenbach, le fixent à la partie inférieure de la plaie
abdominale. — A propos des tumeurs incluses, les deux manières
de faire ont trouvé des partisans et ont donné de bons résultats.
Le choix entre ces deux méthodes dans les cas qui nous occupent ne repose pas sur des bases absolues et indiscutables : ici
encore le chirurgien se comportera suivant son tempérament et
ses aptitudes personnelles.

— L'ablation de l'utérus doit être accompagnée de celle des
ovaires, si l'on peut éviter des accidents dus à la congestion
menstruelle (Hématocèle : Péan, Kœberlé).

— Le pronostic de la décortication d'une tumeur solide
incluse est, on le comprend, fortement aggravé si l'on pratique
l'hystérectomie. La septicémie, — l'hémorrhagie, — l'embolie
des artères pulmonaires, et surtout le choc, sont les causes
ordinaires de la mort.

Ablation incomplète. — La laparotomie faite, l'opérateur peut
se trouver en présence d'une tumeur solide qu'il est absolument
impossible d'enlever : (le fait est rare) ; — ou bien, après une
décortication pénible, la plus grande partie de la tumeur a pu
être extraite, tandis que l'autre partie est laissée dans le ventre ;
— enfin, outre la masse principale, existent des noyaux néoplasiques disséminés.

— Dans ces circonstances, la première indication à remplir
consiste à mettre la malade à l'abri des complications immédiates
qui peuvent l'emporter en peu de temps (hémorrhagie, septicémie, péritonite). On atteint ce but en faisant l'hémostase aussi
complète que possible, et surtout en appliquant dans toute sa
rigueur la méthode antiseptique. — Si l'énucléation de la
tumeur a été assez avancée pour qu'il existe encore des débris
péritonéaux plus ou moins considérables, on fixera ces débris à

la paroi abdominale : on drainera la poche ainsi obtenue pour y pratiquer des injections modificatrices.

Si la formation d'une pareille poche est impossible, on tamponnera lâchement à la gaze iodoformée.

— La guérison définitive ne saurait être obtenue, dans le cas de tumeurs malignes ; le plus souvent même, l'intervention aura our résultat de réveiller en quelque sorte les propriétés envahissantes d'une tumeur de cette nature.

Pour les tumeurs bénignes, et nous avons spécialement en vue en ce moment les fibromyomes, on peut espérer arriver à la guérison, et cela d'autant mieux que d'autres moyens sont alors à notre disposition :

1º On connaît l'heureuse influence qu'exerce sur les fibromyomes utérins la *castration double*, c'est-à-dire l'ablation des ovaires des deux côtés. Cette opération a pour effet de mettre un terme aux hémorrhagies utérines : c'est là l'action capitale qui ne saurait cependant nous retenir, puisque les fibromes inclus, étant sous-péritonéaux, provoquent rarement des hémorrhagies sérieuses. — Mais, ce qui est plus important à notre point de vue, la castration suffit, dans certains cas, à provoquer la diminution de volume et l'atrophie de la tumeur : ce fait est aujourd'hui acquis définitivement.

Cela posé, en présence d'un fibrome utérin intra-ligamentaire, dont l'ablation complète est impossible, le chirurgien doit s'efforcer de pratiquer l'extirpation des ovaires : le pronostic opératoire ne sera pas beaucoup aggravé, et la régression possible de la tumeur sera capable d'atténuer, sinon de faire cesser complètement les phénomènes de compression.

2º Le traitement médical sera un adjuvant de la castration : nous visons ici, plus particulièrement, la médication thermale et l'emploi de l'électricité, qui peuvent rendre des services.

— Mais nous devons, en terminant ce chapitre, poser en principe : dans le cas de fibromes utérins inclus, ni la castration, ni le traitement purement médical ne sauraient, le plus souvent, assurer la guérison définitive : c'est l'hystérectomie qui reste la méthode de choix (Soc. de chirurgie, 1890, Richelot).

OBSERVATIONS

Ici encore, comme pour les tumeurs liquides, nous avons dis·tingué :

1º Les cas où l'opération a été *complète ;*

2º Les cas où l'opération a été *incomplète.*

OPÉRATION COMPLÈTE.

PREMIÈRE OBSERVATION.

(Recueillie par M. LASSALLE).

Fibromyome pédiculé de l'utérus inclus dans le ligament large. — Énucléation. — Capitonnage et ligature du ligament large. — Guérison.

Marie J..., 33 ans, bien constituée, de santé générale toujours bonne. Réglée à 14 ans régulièrement. Accouchement normal à 24 ans, pas d'autre grossesse. Depuis deux ans, pesanteur douloureuse dans le bassin avec irradiation dans le membre inférieur gauche. Règles normales, pas de flueurs blanches.

7 juin 1888. M. Tédenat trouve sur le côté gauche de l'utérus une tumeur du volume des deux poings, dure, peu mobile, qui paraît tout à fait indépendante de l'utérus. Celui-ci a son volume et sa position ordinaires.

M. Tédenat diagnostique tumeur de l'ovaire gauche.

11. Opération : pas d'ascite, la tumeur paraît d'emblée incluse dans le ligament large. Ne pouvant la pédiculiser, M. Tédenat incise la capsule ligamenteuse à la partie supérieure de la tumeur. Il décolle les lèvres de l'incision, après avoir placé une grande pince verticalement sur le bord adhérent du ligament large.

Décortication assez facile ; peu d'hémorrhagie (4 pinces). Capitonnage du ligament large avec ligature circulaire au niveau de l'incision.

26. Réunion immédiate, sans autres accidents que quelques vomissements le lendemain de l'opération. La tumeur était un fibromyome du poids de 1,100 gram., rattaché au côté gauche de l'utérus par un pédicule du volume du doigt et long de 4 centim. Ligature simple du pédicule qui fut réduit dans l'espace intra-ligamenteux.

Cette observation démontre nettement la difficulté du diagnostic d'une tumeur incluse lorsqu'il n'existe aucun symptôme rationnel ou physique pouvant mettre sur la voie : ici, en effet, l'inclusion n'a été reconnue que pendant l'opération.

Nous trouvons aussi, dans ce fait, la confirmation de ce que nous avons dit plus haut (Chapitre IV), au sujet de la distinction du siège et du point de départ d'une tumeur incluse. C'est ainsi que ce fibromyome utérin, relié à la matrice par un mince pédicule, présentait tous les signes rationnels d'une tumeur solide de l'ovaire gauche.

OBSERVATION II (résumée).

(*In* thèse de CASTELNAU, Montpellier, 1890).

Fibrome de l'ovaire droit (inclus dans le ligament large). — Ascite ; ovariotomie :
(énucléation complète, — pédiculisation du ligament large). — Guérison.

Joséphine M..., 17 ans, entrée, le 6 mai 1890, dans le service de M. le professeur Tédenat.

Antécédents héréditaires et personnels excellents. — Réglée à 13 ans : menstruation régulière pendant un an, abondante, durant cinq à six jours. — Il y a trois ans, aménorrhée absolue. — Pas de douleurs ni de phénomènes particuliers. — Un an après, un médecin, consulté, constata l'existence d'une tumeur abdominale grosse environ comme un œuf et qui conserva ce volume pendant une année.

— Depuis un an, la tumeur a augmenté de volume : cette augmentation de volume a eu lieu insidieusement, sans irradiations douloureuses du côté des membres inférieurs, sans troubles du côté des organes voisins, sauf cependant, au mois de janvier dernier, où la malade ressentit, dans le ventre et du côté des reins, des douleurs assez vives en même temps que le ventre se ballonnait un peu : ces phénomènes ont duré deux mois.

— M. le professeur Tédenat, à qui la malade avait été présentée en décembre 1889, porta le diagnostic de « tumeur solide de l'ovaire » et dès cette époque conseilla une intervention radicale qui ne fut pas acceptée par la famille. Depuis·lors jusqu'à son entrée, la malade a été soumise à l'électricité, mais sans grand succès.

État actuel. — Bon état général.

— La partie inférieure de l'abdomen est soulevée, surtout à droite, par la tumeur. — Celle-ci paraît égaler le volume des deux poings réunis, est dure, très mobile, et occupe toute la région de l'hypogastre et de la fosse iliaque droite ; en haut, elle remonte à un travers de doigt au-dessus de l'ombilic. — A la partie inférieure de l'abdomen, dans les flancs, on constate la présence d'un liquide ascitique assez abondant.

— Par le toucher vaginal on sent à travers le cul-de-sac droit que la tumeur est séparée de l'utérus par une sorte d'encoche qui admet bien le doigt. L'utérus est mobile, et les mouvements qui lui sont communiqués sont vaguement transmis à la tumeur, lorsqu'ils atteignent un certain degré.

·*Opération le* 9 *mai.* — Longue incision abdominale agrandie à différentes reprises au cours de l'opération et dépassant un peu l'ombilic. Dès l'ouverture du péritoine, il s'échappe deux litres environ de liquide ascitique. — Une sorte de nappe blanchâtre, constituée par le ligament large épaissi, s'étend de la face antérieure de l'utérus à la tumeur, qu'elle coiffe en avant, en haut et en arrière.

M. Tédenat introduit la main en arrière de la tumeur et essaye à plusieurs reprises de la faire saillir entre les lèvres de l'incision.

Au cours de ces manœuvres, la coiffe formée par le ligament large se déchire, et par cette déchirure on glisse d'abord des ciseaux courbes fermés, puis le doigt, de manière à pratiquer la décortication, qui est ainsi facilement obtenue. — La tumeur ne tient plus alors que par un même pédicule représenté par la trompe. Ligature avec un fil de soie n° 4 et section au thermo-cautère. — Pédiculisation du ligament large lié et sectionné au thermo-cautère.

— Lavage de la cavité abdominale avec de l'eau bouillie, tiède, légèrement boriquée et asséchement rapide avec des tampons d'ouate.

— Auparavant, on a constaté l'intégrité parfaite de l'ovaire gauche.
— Fermeture de la cavité abdominale avec des fils de soie.

Pansement antiseptique et légèrement compressif.

L'opération a duré trente-cinq minutes.

Les suites ont été excellentes : une seule fois, le troisième jour, la température a atteint 38°.

— On retire les fils le 19 mai. La malade sort guérie le 6 juin.

L'examen histologique, pratiqué au laboratoire de M. le professeur Kiener, a montré qu'il s'agissait d'un fibrome pur de l'ovaire.

Deux points doivent être mis en relief dans cette observation : 1° C'est au moment où M. le professeur Tédenat voulait s'assurer plus exactement que la tumeur était incluse, que l'enveloppe de celle-ci s'est déchirée : immédiatement, l'opérateur a profité de cette incision artificielle pour pratiquer la décortication ; — 2° Dans le cours de la décortication, au moment où la tumeur était séparée des parties voisines dans sa plus grande étendue, il a été facile de constater que le ligament large n'avait pas été complètement déplissé et constituait une sorte de pédicule sur lequel on a fait porter une ligature, l'énucléation une fois achevée.

OBSERVATION III.

(TILLAUX. Soc. de chirurg., 30 mai 1888).

Fibrome du ligament large et varicocèle. — Opération complète. — Pas de drainage. — Guérison.

Femme de 44 ans, vierge. — Tillaux diagnostique un fibrome utérin. — (Le toucher n'a pas été pratiqué.)

— *Opération le* 21 *avril* 1888. — Le ventre ouvert, le chirurgien rencontre, avant d'arriver sur la tumeur, un second feuillet péritonéal.

Énucléation de la tumeur, qui n'est autre chose qu'un fibrome du ligament large. — L'opération est terminée par la résection du ligament large au ras de l'utérus. Pas de drainage. — On ferme la plaie comme dans les ovariotomies simples. La malade a bien guéri dans les délais ordinaires.

Au cours de l'opération, Tillaux rencontra une masse arrondie fusiforme, du volume d'un œuf de poule dans sa partie la plus grosse ; courbée au-devant de la colonne vertébrale, elle descendait vers la région lombaire, pour pénétrer et se perdre dans le vagin. — Il enleva cette tumeur après l'avoir cernée entre deux ligatures placées à ses deux extrémités. — On put alors, pièces en main, reconnaître qu'il s'agissait d'un énorme varicocèle, formé aux dépens des veines ovariennes, et dû probablement à la gêne que la tumeur principale apportait à la circulation intra-abdominale.

OBSERVATION IV.

(Terrillon, Soc. de chirurg., 8 janvier 1890).

Fibrome utérin du poids de 19 kilog., inclus dans les ligaments larges. — Décorti-cation très étendue. — Pédicule utérin rentré dans l'abdomen. — Guérison.

Mme P..., âgée de 37 ans, a eu 7 enfants. Vers l'âge de 34 ans, elle a vu son ventre augmenter progressivement. Celui-ci a ainsi atteint 1^m,65 de circonférence.

La nutrition est très troublée chez cette malade, qui a beaucoup maigri et présente plusieurs phénomènes graves : de l'obstruction intestinale, de la difficulté de la miction et même depuis quelque temps de l'anurie passagère.

Le col de l'utérus était inaccessible par le toucher vaginal. L'opé-ration montrera, en effet, que l'utérus est fortement entraîné en haut.

La tumeur est plus molle que dure, mais non fluctuante.

— En présence de ces phénomènes graves et malgré les difficultés prévues, — mais bien au-dessous de la réalité, — Terrillon se décida à intervenir. L'accroissement rapide de la tumeur et l'état grave de cette malade lui semblèrent suffisamment motiver l'intervention.

— Le chirurgien a rencontré dans cette opération toutes les diffi-cultés que peut susciter l'ablation d'un fibrome inclus dans le liga-ment large. Une fois de plus, il a reconnu qu'on peut, par une dis-section fine, surmonter ces difficultés, éviter les accidents et épargner en particulier la vessie et surtout les uretères.

— L'opération fut pratiquée le 10 octobre 1888 avec le concours de M. Jalaguier.

La paroi abdominale, mince et peu saignante, fut longuement inci-sée du pubis jusqu'au-dessus de l'ombilic.

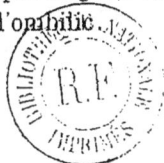

La tumeur, bosselée, divisée en plusieurs lobes, rouge, très vasculaire, était libre dans la plus grande partie de sa face supérieure, sauf quelques adhérences épiploïques situées en haut, immédiatement au-dessous du diaphragme. Mais, en examinant les rapports avec le bassin, M. Terrillon constata aussitôt que la tumeur, qui le remplissait, était complètement incluse dans les deux ligaments larges. Ceux-ci, se réfléchissant sur elle, l'enveloppaient d'un cul-de-sac profond.

M. Terrillon commença donc par inciser cette enveloppe ligamenteuse et vasculaire au niveau du diamètre moyen de la tumeur et sur toute sa circonférence. Plusieurs fois il eut à couper des parties épaisses, saignantes, qui furent saisies avec deux clamps, puis liées avec de la soie.

— Après avoir ainsi découvert la partie moyenne et superficielle de la tumeur, on procéda à la décortication profonde.

Passant la main entre la tumeur qu'il suivait de près et l'enveloppe fibro-vasculaire constituée par le ligament large épaissi, M. Terrillon put détacher le fibrome au niveau du bassin. Des pinces à forcipressure étaient placées sur les veines et les gros vaisseaux à mesure qu'ils donnaient du sang.

Les uretères, appliqués contre la tumeur, des deux côtés, furent séparés avec soin jusqu'à la vessie.

Enfin après avoir complètement détruit les adhérences dans le fond du bassin, on put attirer le fibrome au dehors. Il ne tenait plus à ce moment que par un vaste pédicule constitué surtout par le col et une partie du corps de l'utérus et par la vessie ainsi accolée à l'utérus et à la tumeur.

M. Terrillon parvint à couper ces dernières adhérences sans avoir trop d'hémorrhagie. Bientôt la tumeur ne tenait plus que par la partie inférieure de l'utérus effilée et libre ; on coupa celui-ci en travers un peu au-dessus du vagin.

Cette partie étroite de l'utérus saignant peu, le chirurgien cautérisa la cavité utérine avec le thermo-cautère et fit, d'après la méthode de Schrœder, quatre sutures avec de la soie pour suturer ce moignon dont la surface devint ainsi intra-péritonéale. Vingt ligatures au moins (à la soie et au catgut) furent placées sur les pédicules vasculaires et sur les points les plus saignants. Enfin, après un lavage abondant, avec de l'eau chaude et bouillie, du bassin, transformé en une surface saignante et irrégulière, la plaie abdominale fut fermée par dix-sept sutures en crin de Florence.

Un gros drain fut placé plongeant dans le fond du bassin et sortant par l'angle inférieur de l'incision de la paroi ; il devait donner issue aux liquides que fournirait fatalement cette grande surface de décortication.

L'opération avait duré deux heures.

Le drain a été enlevé le dix-huitième jour. La malade sortit de la Salpêtrière, le vingt-cinquième, et depuis elle vaque à ses occupations comme avant sa maladie.

La tumeur enlevée était un fibrome du poids de 19 kilogr., bosselé, irrégulier et formé aux dépens de la face postérieure et des deux parties latérales de l'utérus. Ainsi s'explique comment la tumeur s'était infiltrée de chaque côté dans les ligaments larges, qui coiffaient et enveloppaient tout son segment inférieur.

OBSERVATION V.

(MILLOT-CARPENTIER, Soc. de chirurg., 19 février 1890).

Fibromyome énorme inclus dans le ligament large.— Opération.— Mort le 3e jour.

Le Dr Millot-Carpentier envoie une observation de tumeur abdominale qu'il a enlevée par la laparotomie.

L'opération fut laborieuse à cause du volume de la tumeur et de l'épaisseur énorme de la paroi abdominale. La malade succomba le troisième jour.

Pour Richelot, le fibromyome de l'ovaire auquel M. Millot-Carpentier croit avoir eu affaire n'est pas démontré. Il s'agit d'un gros fibrome inclus dans le ligament large.

OBSERVATION VI.

(RICHELOT, Soc. de chirurg., 5 novembre 1890).

Fibrome utérin volumineux inclus dans le ligament large droit. — Énucléation.— Hystérectomie supra-vaginale : ligature à la soie du pédicule utérin, qui est mince. — Fixation du ligament large à la plaie abdominale. — Guérison.

Amélie B..., 27 ans, a un ventre énorme, sans fluctuation, rempli par une tumeur dure et uniforme. On sent, au niveau de l'ombilic, un lobule distinct et mobile. Par le toucher vaginal, impossible d'atteindre le col utérin ; l'excavation paraît vide. Cette masse n'a grossi que depuis six mois : à cette époque, on ne trouvait qu'une petite tumeur dans le côté droit du ventre. — Les règles ont diminué : les jambes sont un peu enflées, avec des dilatations veineuses ; la malade a maigri, mais, elle n'offre aucun trouble de l'intestin, des poumons, des reins ou du cœur.

Opération le 6 juin 1889. — On rencontre l'utérus petit et d'aspect normal, remonté jusqu'à l'ombilic et soulevé par la grosse tumeur ; c'est lui qu'on sentait sous la peau. Il adhère au fibrome par sa face postérieure et son bord droit: les annexes droites sont collées à la face antérieure du fibrome, celles de gauche sont libres: d'où il suit que la tumeur est incluse dans le ligament large du côté droit.

On ouvre au bistouri cette loge fibreuse, et on énuclée peu à peu la lourde masse qui n'a pas de pédicule dans le petit bassin et qui finit par sortir du ventre, toujours liée à la face postérieure de l'utérus. Alors, tandis qu'un aide empêche la sortie de l'intestin et qu'un autre soutient à pleines mains la tumeur, M. Richelot constate qu'elle n'est plus retenue que par l'utérus, et qu'il peut former un pédicule très simple aux dépens du col. — Il prend celui-ci dans une forte pince et enlève le fibrome; après quoi, il reste un moignon de petit diamètre, et à sa droite une loge profonde extra-péritonéale, formée par le dédoublement du ligament large. Trois fils de soie en chaîne assurent l'hémostase de la section utérine et permettent d'enlever la pince. — Puis on commence la suture à étages de la paroi: chemin faisant, on fixe les bords de la loge à la plaie abdominale, et on y place un drain; on fixe en même temps le pédicule utérin à la lèvre gauche de cette plaie.

L'opération a duré 1 heure et demie. On a finalement un pédicule lié à la soie et caché sous la lèvre gauche de la plaie ; ligature perdue et traitement intra-péritonéal. En se rétractant vers le petit bassin, le pédicule creuse légèrement la partie inférieure de la suture.

Bien que la température oscille de 38 à 39° jusqu'au 24 juin, le facies et le pouls restent bons, et la guérison ne semble pas compromise. — Le 28, le tube est retiré ; — le 10 juillet, un fil de soie s'élimine avec un peu de suppuration ; la cicatrisation s'achève, et la malade part le 1er août. — M. Richelot la revoit à la fin d'octobre et lui retire encore un fil de soie qui se montre à la partie inférieure de la suture.

Voilà un fait qui marque la transition entre la méthode extra-péritonéale et la ligature élastique perdue que Richelot préfère aujourd'hui. — Les fils de soie pouvaient convenir parce qu'on avait un pédicule très mince.

OBSERVATION VII.

(P. Segond, Soc. de chirurg., 12 novembre 1890).

Fibromes utérins multiples avec envahissement du ligament large gauche. — Amputation supra-vaginale. — Mort.

Femme de 40 ans, opérée le 12 juin 1890. — Amputation supra-vaginale et ablation des annexes. — Énucléation du fibrome intra-ligamenteux. — Ligature élastique et traitement extra-péritonéal du pédicule. Celui-ci, très profondément situé, ne peut être maintenu à la partie inférieure de la plaie abdominale qu'au prix de tractions très fortes. — Les suites opératoires immédiates sont bonnes ; mais à la fin du troisième jour le facies s'altère brusquement. La température monte à 40°. Il se produit deux vomissements noirs : le ventre se distend et la malade meurt dans une sorte d'accès de suffocation.

OPÉRATION INCOMPLÈTE.

OBSERVATION.

(Recueillie par M. Vieu à l'Hôpital Suburbain).

Fibrosarcome kystique de l'ovaire gauche, inclus dans le ligament large. — Énucléation incomplète. — On abandonne une partie de la paroi kystique adhérente à la vessie — Pédiculisation et ligature des débris du ligament large. — Drainage abdominal à la gaze iodoformée. — Guérison.

T..., F., 38 ans, de Béziers, entrée à l'hôpital le 22 janvier 1890.

Manifestations lymphatiques dans le bas âge. — A 12 ans, pleurésie avec épanchement qui nécessite une ponction. Guérison au bout de deux mois.

Réglée à 17 ans : durée sept à huit jours ; pertes peu abondantes.

Il y a quatorze ans, accouchement à terme et spontané d'un garçon qui mourut à l'âge de 2 mois.

Les antécédents héréditaires n'offrent rien de spécial.

7

— La malade entre à l'hôpital pour une *tumeur abdominale* dont le début remonte *à huit ans :* pas de trouble fonctionnel pendant trois ans.— *Il y a cinq ans*, douleurs dans le ventre apparaissant après une marche exagérée ou un travail fatigant quelconque, s'irradiant surtout dans la cuisse gauche ; — gêne dans la défécation ; — la miction devient plus fréquente, — les règles sont moins abondantes, toujours régulières cependant ; — pertes blanches.

Il y a quinze mois, à la suite d'un effort violent, douleurs vives au niveau de la portion inférieure gauche de l'abdomen : après trois mois de repos, la malade reprend ses occupations ordinaires, mais elle constate que la tumeur a augmenté de volume, et qu'elle est dure. Depuis lors, l'augmentation de volume a continué.

— A l'entrée, on note les particularités suivantes :

Bon état général, malgré un amaigrissement notable, — essoufflement quand la malade se livre à une marche un peu longue ou monte des escalies ; — léger souffle mitral.

État local : tumeur abdominale, matité absolue au centre, sonorité (intestinale) sur les côtés.—La tumeur, qui atteint l'ombilic, offre une consistance dure excepté au-dessus du nombril et un peu à droite, où on peut percevoir la fluctuation, du reste peu étendue.

Le toucher vaginal montre que la tumeur a complètement abandonné le petit bassin ; — l'utérus, non dévié, est attiré en haut ; le col est difficile à atteindre.

26 janvier. Opération. Toilette antiseptique minutieuse. Incision médiane de 10 centim. Tumeur rosée avec adhérences à la paroi abdominale antérieure. Incision du péritoine et du ligament large sur une longueur de 5 centim. à la face antérieure de la tumeur. Décollement pénible des lèvres de l'incision sur une largeur de 3 ou 4 centim.; trois pinces de Kocher sur chaque lèvre. Ponction de quatre kystes : le liquide est visqueux, noirâtre. Tumeur attirée lentement au dehors, pendant que le doigt la décolle péniblement de la capsule que lui forme le ligament large. Cinq ligatures de paquets vasculaires. Adhérences au plancher pelvien, à l'utérus (trois ligatures). Adhérences à la vessie, contre laquelle on abandonne un morceau de paroi kystique ayant les dimensions d'une pièce de 5 francs ; cette plaque est cautérisée au fer rouge ; formation en pédicule des débris du ligament large. — Lavage abondant avec eau boriquée chaude nécessité par le suintement sanguin. Suture de la paroi abdominale, drain de

gaze iodoformée à la partie inférieure. Pansement ordinaire. L'opération a duré quarante-cinq minutes depuis le commencement de l'incision jusqu'à la fin du pansement.

La tumeur se compose d'une grande poche à laquelle sont annexés plusieurs sacs indépendants à parois épaisses. A la face interne de la grande poche font saillie des masses fibreuses, quelques-unes d'une dureté ligneuse.

L'examen microscopique est fait dans le laboratoire de M. le professeur Kiener : fibrome de l'ovaire avec quelques points sarcomateux.

M. Tédenat prescrit du garus et du champagne frappé.

27. T. soir 35°,4 ; T. matin 36°,2 ; P. 100. Quelques vomissements dus au chloroforme, dans la journée d'hier ; pas de coliques, léger suintement sanguin.

28. T. 36°,5 ; 36°,7. Les vomissements ont persisté jusqu'à ce matin.

29. T. 36°,8 ; 36°,2. Toujours quelques vomissements, mais pas de douleurs au niveau de l'abdomen. Urines retirées par la sonde, un demi-litre.

Naphtol...... .... 0^{gr},45 en trois cachets.

30. T. 38°,1, 37°,6. P. 120. Hier dans la soirée, quelques vomissements verdâtres ; la malade était très abattue, les pommettes rouges; pas de frisson. Le matin, les vomissements sont arrêtés ; quelques légères coliques ; les urines ont été abondantes.

Pansement : Pas de pus; la plaie a un très bel aspect. On enlève doucement le drain de gaze iodoformée; on laisse dans l'abdomen une petite quantité de gaze qui est trop adhérente. Par de légères compressions sur les côtés de l'abdomen, on fait sourdre par la plaie un peu de sang noirâtre. On coupe au niveau de la plaie une partie nécrosée de la paroi kystique qui a été entraînée en enlevant la gaze. Nouvelle mèche de gaze dans l'abdomen. — Pansement sec antiseptique.

31. 37°,8 ; 37°,5 ; P. 100. — Plus de vomissements. — Sous l'influence d'un lavement donné hier soir, la malade a expulsé des gaz. Eau de Vals coupée avec du lait. Bouillon.

1er février 38°,1 ; 37°,8; P. 100. — Nuit calme.

2. 38, 37°,7. — Le mieux s'accentue : la malade commence à manger un œuf et un peu de semoule. — Selles sans lavements.

3. 38°,4; 38°.

4. 38°,6; 38°.

5. 38°5; 57°,9. — *Pansement* : Bon aspect de la plaie; on enlève les sutures.— Après des lavages boriqués, on remplace le mèche de gaze iodoformée. — Pansement antiseptique.

6. 38°,5; 38°,3

7. 38°,6; 38°.

8. 38°,6 ; 38°,2.— La malade mange de bon appétit (bouillon ; blanc de poulet) ; diarrhée assez abondante depuis hier.

> Sous-nitrate de bismuth 0,50
> Extrait mou de quinquina 0,20 en un cachet.

Prendre quatre cachets semblables.

9. 39°,4 ; 37°,9. — Cette poussée fébrile a coïncidé avec l'apparition des règles : il se fait une hémorrhagie abondante par le pédicule, ce qui nécessite le renouvellement du pansement à plusieurs reprises.

10. 40°; 38°,2.

11. 40°; 38°,9. — Les règles persistent encore et l'écoulement se fait par la plaie abdominale. — Affaiblissement de la malade.

12. 39°,5 ; 37°,4. — Les règles sont finies. — On passe deux petits drains dans l'orifice inférieur de la plaie ; lavages boriqués deux fois par jour. — On saupoudre de naphtol.

13. 37°,9 ; 37°,3.

14. 37°,4 ; 37°,3. — Il s'écoule par la plaie un liquide séro-purulent. — P. 140, filiforme. — La malade a été très affaiblie par les hémorrhagies des jours précédents. — Diarrhée, langue sèche, potion avec 6 gram. sous-nitrate de bismuth.

15. 37°,5 ; 37°,4.

16. 39°,2; 37°,3.

17. 37°,8; 37°,2. — P. 112. — Plus de diarrhée. — On fait toujours deux lavages quotidiens.

18. Plus de température. — L'état général s'améliore. — Plus de diarrhée. — L'écoulement par la plaie est très peu abondant.

22. La malade se lève quelques heures dans la journée.

La malade sort de l'hôpital le 18 mars complètement guérie.

Nous devons noter encore ici une élévation de la température correspondant à la menstruation.

Faisons observer aussi que l'hémorrhagie a été assez abondante et s'est faite par l'orifice laissé à la partie inférieure de la plaie abdominale. Le pansement était dès lors rapidement souillé, d'où la nécessité de le renouveler aussi souvent que possible. On comprend donc que la plaie, qui jusque-là avait présenté un aspect irréprochable, ait donné lieu à un écoulement séro-purulent.

Cet écoulement, du reste, s'est bientôt tari, grâce aux lavages boriqués et aux pansements antiseptiques biquotidiens, faits avec tout le soin possible.

APPENDICE

Traitement des complications.

Blessure de la vessie, — des uretères, — de l'intestin.

Il nous reste, pour compléter le traitement des tumeurs incluses, à passer en revue certains accidents qui peuvent compliquer l'opération : nous avons en vue spécialement la blessure des organes du petit bassin (vessie, uretères, intestin). Nous nous bornerons à quelques indications sommaires, car un pareil accident n'est pas spécial aux tumeurs incluses, et peut se rencontrer dans le cours d'une laparotomie quelque peu difficile.

1° *Blessure de la vessie.* — Nous savons que le réservoir urinaire, au lieu de rester caché derrière le pubis, remonte plus ou moins dans l'abdomen et même peut se déplacer latéralement. De plus, les adhérences à la vessie d'une tumeur incluse sont quelquefois telles qu'on a beaucoup de difficulté pour distinguer les deux sortes de tissus. — Dans ces conditions, on conçoit qu'au cours de l'intervention les parois de la vessie soient souvent entamées sur une plus ou moins grande étendue. — Pour éviter cet accident, il faut maintenir dans la cavité vésicale une sonde, et de préférence une sonde d'homme, qui sera un guide précieux. — Au cas où, malgré cette précaution, la lésion de la vessie se serait produite, le mieux est de fermer, séance tenante, la solution de continuité, au moyen de la suture de Lembert, et de laisser pendant quelques jours une sonde à demeure.

La blessure de la vessie n'aggrave pas beaucoup le pronostic : la seule conséquence fâcheuse qu'elle occasionne le plus habituellement est une prolongation dans la durée de l'opération.

2º *Blessure des uretères.* — La blessure des uretères est infiniment plus grave que celle de la vessie, car, suivant les auteurs, plus d'un cas de mort imputé à Schock, doit lui être attribué. — Pendant la décortication, le chirurgien doit surtout se préoccuper de ne pas toucher à ces conduits.

« Il faut distinguer la conduite à tenir immédiatement quand on s'aperçoit de la blessure de l'uretère, ou tardivement quand la malade, ayant survécu aux accidents qui peuvent se développer, il persiste une fistule urétéro-abdominale, ou urétéro-vaginale. Ce dernier point rentre dans l'histoire des fistules urinaires : pour un cas de ce genre, Simon, le premier, pratiqua la néphrectomie. — Quand on s'aperçoit de la blessure de l'uretère au cours de l'opération, il faut suturer le plus exactement possible la plaie du canal, et y placer une sonde en gomme à demeure en pratiquant le cathétérisme par la vessie (procédés de Pawlik et de Simon), d'abord, puis guidant la sonde dans la plaie abdominale.

« Gusserow a lié l'uretère dans les circonstances suivantes : dans le cours de l'énucléation d'un kyste intra-ligamentaire, un petit lambeau de la tumeur qui n'avait pu être enlevé avait été lié au fond de la plaie; l'uretère avait été compris dans la ligature, car au neuvième jour survint un gros abcès avec péritonite septique, et la malade succomba le quinzième. Dans une occasion semblable, Gusserow conseillerait l'ouverture du foyer purulent par le cul-de-sac postérieur du vagin, pour qu'il se constituât une fistule urétéro-vaginale ». — (Pozzi).

3º *Blessure de l'intestin.* — Si l'intestin n'est pas ouvert, on peut se borner à assurer, avec le thermo-cautère, l'hémostase de la partie lésée. — Dans le cas où l'ouverture est complète, il faut, si la plaie n'est pas trop étendue, en réunir les bords par la suture de Lembert. — Enfin, si les adhérences occupent une large surface, et si par conséquent la perte de substance résultant de la rupture de ces adhérences doit être étendue, il est préférable de laisser dans l'abdomen une partie de la tumeur rattachée à l'intestin, plutôt que de s'exposer à un rétrécissement de cet organe, si l'on tente alors la réunion.

CHAPITRE VII

Conclusions.

1. Les tumeurs incluses, très variables quant à leur nature et à leur point de départ, forment un groupe naturel, à cause du siège spécial qu'elles occupent : elles présentent comme caractère essentiel d'être comprises dans la cavité virtuelle des ligaments larges ; elles sont par conséquent recouvertes par le péritoine et des fibres musculaires lisses.

2. Les tumeurs incluses contractent avec des organes quelquefois éloignés des rapports qui deviennent de plus en plus intimes, compriment ces organes, les déplacent et provoquent une hypertrophie considérable des vaisseaux.

3. Il n'existe pas de symptôme pathognomonique ; cependant, dans la plupart des cas, on peut arriver au diagnostic en analysant soigneusement les symptômes fonctionnels, et surtout, par un examen méthodique des organes du bassin. — Quelquefois, l'inclusion n'est reconnue qu'au moment de l'opération. — Exceptionnellement, il est impossible, même après la laparotomie, de distinguer une tumeur incluse d'une tumeur qui adhère intimement aux parties contenues dans la cavité pelvienne et l'abdomen.

4. Le pronostic est grave, considéré d'une manière générale ; il dépend de plusieurs facteurs qui sont : 1° la marche ordinairement progressive ; — 2° la variété de la tumeur ; — 3° surtout la difficulté du traitement.

5. La thérapeutique des tumeurs incluses dans le ligament large peut tenir dans les propositions suivantes.

A. Il n'existe pas de traitement purement médical applicable

7

à la généralité des tumeurs incluses. — L'électricité est impuissante à faire disparaître complètement un fibrome utérin inclus.

B. S'il s'agit d'un kyste para-ovarien, uniloculaire, avant de faire la laparotomie, il est indiqué de pratiquer la ponction qui peut, quoique rarement, être une opération curative.

C. L'*extirpation* est la méthode générale, à laquelle on doit s'arrêter ; selon les circonstances, elle sera *complète ou incomplète.*

— Il est préférable de toujours tenter l'*ablation complète* par décortication, même au prix de certaines difficultés, en ayant soin de respecter autant que possible les organes du petit bassin.

La plaie résultant de la décortication doit être traitée antiseptiquement : — si elle est peu étendue, on fait la réunion immédiate sans drainage ; — si elle est profonde et anfractueuse, on la sépare complètement de la cavité péritonéale, et on la traite ainsi en dehors de la séreuse (fixation des débris péritonéaux à la paroi abdominale, — drainage vaginal ou abdominal, — tamponnement à la gaze iodoformée).

— S'il est dangereux de rompre des adhérences très intimes, on se décidera pour l'*ablation incomplète* (fixation à la paroi abdominale de la partie laissée dans le ventre, — drainage, abdominal ou vaginal, et antisepsie).

— Aujourd'hui, les tentatives d'extirpation non suivies d'opération effective sont de plus en plus rares : il faut toujours tenter l'ablation et ne s'arrêter que devant une impossibilité matérielle bien constatée ; dans ces cas, s'il s'agit de fibromes utérins inclus, on peut obtenir une amélioration par la castration ovarienne ou l'emploi de l'électricité.

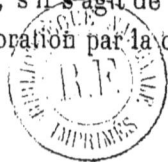

INDEX BIBLIOGRAPHIQUE

URDY. — Th. de doctorat. Paris, 1874 : Examen de quelques cas difficiles d'ovariotomie et d'hystérotomie.

PÉAN. — Cliniques, 1876.

MINER (de Buffalo). — Transactions international med. Congress, 1876.

KARL SCHRŒDER. — Zeitsch. f. Geburt. Gynec., 1878.

MULLER. — Corresp.: Blatt. für Schwiz, 1879.

Revue de Chirurgie, 1881, 1884.

COURTY. — Traité des maladies de l'utérus, 1881.

Société de Chirurgie, 1883, 1884, 1886, 1887, 1888, 1889, 1890.

Annales de Gynécologie, 1885, 1888, 1889, 1890.

Congrès français de Chirurgie, 1886.

MANGIN. — Nouv. Arch. d'Obstét. et de Gynéc., 1888.

HÉGAR et KALTENBACH. — Traité de Gynécologie opératoire, 1881,
1886, 1888.

GOODELL. — American journal of Obstetrics, 1888.

RAUZIER. — De la diminution de l'urée dans le cancer, 1889. Th. de
Montpellier.

Archives de Tocologie, 1889. Importance pathologique des ligaments
larges (Lawson Tait). Analysé.

TERRILLON. — Clinique chirurgicale, 1889.

HOFMEIER. — Gynécologie opératoire, 1889.

POIRIER. — Lymphatiques des organes génitaux de la femme. Paris,
1890.

CASTÉLNAU. — Contribution à l'étude des tumeurs fibreuses de l'ovaire.
Th. de Montpellier, 1890.

FREUND. — Samml. Klin. Nortrag., 1890.

POZZI. — Traité de Gynécologie, 1890.

GILIS. — Précis d'Embryologie, 1891.

TABLE DES MATIÈRES

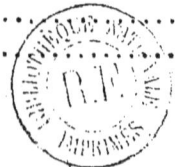